ケアリング・ジレンマを超えて

徳倫理とモラル・エコロジー

モラル・エコロジー研究会

大学教育出版

はじめに

　本書は、徳倫理学（virtue ethics）の視座から、看護や福祉といったケア専門職のあるべき姿、態度、振る舞い、また、それらが育つ「モラル・エコロジー」（道徳環境）について論じることを目的としています。「モラル・エコロジー」（道徳環境）という聞き慣れない言葉の詳細な意味については、序章をご参照いただきたいと思いますが、広く言って、ケア実践における困難の克服には、互いが互いを支え合い、励まし合い、補い合うことのできる道徳環境が必要だということ、さらに言うならば、社会全体が互いの尊厳を守り合うという共通善を目指す道徳環境にあってこそ、はじめてケアの目的が達成できるのだということ、そんな思いを込めた言葉だと理解していただければ幸いです。

　「モラル・エコロジー研究会」は、2016年5月に社会倫理学の研究者である葛生栄二郎を中心に発足した研究会です。意図して企画した研究会ではなく、何らかのかたちでケア専門職に携わる人々が葛生研究室に集まり、日頃の悩みや疑問を包み隠さずに語り合ううちに、いわば自然発生的に生まれた研究会です。もちろん、この語り合いによって、まるで心の霧が晴れたように日頃の悩みや疑問が解消したわけではありませんが、同じくケアリング・ジレンマを共有する仲間との語り合いを通じて、少なからぬ気づきや励ましを得ることができたように思います。そんな思いを文章のかたちに残そうと考えてまとめたのが本書です。ですから、本書に収められた論稿は必ずしも学術論文として十分に完成したものではありません。いささか精度に欠ける部分もあるかもしれませんが、私たちの思いの丈を率直に語ったものとしてご容赦願えればと思っています。

　なお、本書では、ケア実践における、思いやりや共感といった倫理的徳

に焦点をあてることから、ケアワーカーだけではなく、看護師やソーシャル
ワーカーなど、ケアにかかわるすべての職種を総称して「ケア専門職」とい
う用語を用いています。本書を手に取っていただいた皆さまから、忌憚のな
いご意見、ご批判をお寄せいただき、議論を深めていただけたらと願ってい
ます。

　本書の出版に際して、大学教育出版の佐藤守さんをはじめ、多くの方々に
ご尽力いただきました。また、ノートルダム清心女子大学より 2018 年度出
版助成をいただきました。心より深く感謝申し上げます。

モラル・エコロジー研究会

ケアリング・ジレンマを超えて
― 徳倫理とモラル・エコロジー ―

目　次

序　章
語りたいことを語ろう

1. タンタロスの苦悩

ギリシア神話にこんな物語があります。

　英雄タンタロスは最高神ゼウスに喜ばれ、神にも等しい待遇を受けていた。神の酒ネクタルを飲み、神の食物アンブロシアを食い、神々と同様、永遠の生命を享受する身だった。ところが、神の食物を盗んで人間の友人に与えるなどの行為のゆえに、やがて彼は神々の怒りを買い、奈落の底に堕とされてしまうことになる。奈落の沼辺にある果樹に吊るされたタンタロスは、上方の果実を取ろうとすれば風で枝が舞い上がり、下方の沼の水を飲もうとすれば水面が下がってしまうという、未来永劫に飢えと渇きに苦しめられる懲罰を与えられる。かくして、永遠の生命は永遠の罰へと転化してしまったのだった……

　今日、看護や福祉など、ケア専門職の抱える諸課題は、このタンタロスの苦悩に似たところがあるのではないでしょうか。理論の面でも、実践の面でも、最も知りたいことや最も悩ましいことについて答えが見つからない。心にわだかまる疑問や逡巡はステレオタイプの規範倫理に舞い上げられ、

膨大な実務作業に飲み込まれて、その存在すら抹消されてしまうかのようです。豊かな果実には、ついに触れることさえままならないというのが現状でしょう。

　ケア専門職における、このタンタロス的苦悩の最大の原因は明らかなのです。それは、まさに英雄タンタロスが神々の友でありながら、なお人間でしかありえなかったように、私たちもまた、どうしたって人間でしかありえないということ、これでしょう。私たちは、究極の果実をどれほど希求しても、ついにはこれに至ることのできない有限の存在です。しかしながら、この最大の原因を差し引いてもなお、ケア専門職には豊かな果実に至りえない重大な原因が残るように思うのです。本書は、この原因を理論面と実践面の双方から検討し、語りえないものを語る新たな可能性を提示したいと考えています。

　本書は、各領域の専門家が各々の領域に見出される「語りえない果実」、あるいは「語りづらい果実」を互いに考え、打開の道を探し求めた成果です。もちろん、本書は苦悩するタンタロスに首尾よく果実を与えることができたとは思っていません。すでに述べたように、彼の苦悩の最大原因は、彼が人間であることそれ自体に由来するからです。虚空に果実を掴み損ね、地面に水を飲み損ねるタンタロスの仕草は、さながら踊りを踊っているように見えるといいます。そこで、この仕草は「タンタロスの踊り」と呼ばれているのです。本書のねらいは、この滑稽な踊りを、むしろ人間の誠実な姿として冷静に見詰め、愛し抱きしめることにあろうかと思っています。

2.　なぜ語れないのか

　いま、ケア専門職は「最も知りたいこと」「最も語りたいこと」について、「知りえない」「語りえない」というジレンマにあると言えるでしょう。この原因は理論面と実践面の双方にあると考えられます。その原因とは何か、ま

ずはこの点について、本書の基本的な考え方を簡単にまとめておきたいと思います。

　まず、理論面においては、個人の自律性（autonomy）尊重をケアの最終目的として措定するリベラルで原則主義的な理論の支配があるでしょう。ここでいう「原則主義」（principlism）とは、いくつかの原理原則（代表的なものに「生命倫理4原則」があります）に基づいて私たちの倫理行動を導こうという理論のことです。共有可能な諸原則が守られている限り、各人の自律的な決定は最大限尊重されるべきで、よりよく尊重されればされるほど、そのケアは「よいケア」であると認定されるのです。便宜上、これを「リベラルな倫理論」と呼んでおきたいと思います（念のために言っておきますと、ここでいう「リベラル」は、今日（こんにち）、日本の政治で語られる「リベラル」とは、あまり関係がありません。日本の政治で語られる「リベラル」は現行憲法擁護派を意味している場合が多いからです）。また、実践面においては、利便性・効率性を何よりも最優先に求める功利主義的な就業実態という現実に目を向けなければならないと思います。効率を何よりも重視する労働観が、本来、ケア専門職とはまるで馴染まないものであることは明らかでしょう。ケア専門職のジレンマはこれらのことがもたらしていると考えられるのです。

　効率主義がケアの現場にどれほど重大かつ深刻なヒズミをもたらしているかについては、あえて論じるまでもないと思います。そこで、ここでは、主に前者のリベラルな倫理論についてだけ簡単に触れておくことにしましょう。

　個人と社会（あるいは国家）との繋がりをいかに捉えるかによって、様々なバリエーションが考えられるのですが、概してリベラルな倫理論は強力な個人主義的確信に基づき、個人の自律性を何よりも重視する倫理論を展開します（図1参照）。

　この理論によれば、私たちの生き方は各人各様、各々の自律的な選択に応じて多様なものであって、ライフスタイル選択には無限の可能性がありま

す。他者に明白な危害を及ぼすようなものでない限り、その選択に優劣はな
く、すべての選択が平等かつ最大限に尊重されなければならないというのが
基本理解だと言ってよいでしょう（これを「他者危害の原則」principle of
harm to others といいます）。別の言い方をするならば、ただ単に「私の好
みに反するから」という理由だけで他者のライフスタイルに掣肘を加える
ようなことは断じて許されないのです。ちょうどトランプゲームでオールマ
イティ・カードを切れば他のカードはみんな敗けてしまうように、ライフス
タイル選択について自己決定権を切れば他者選好は排除することができる、
いわば切り札的な性格を持っているわけです。ここから、各人の自己決定権
をコアとする権利擁護の必要性とライフスタイルの多様性擁護が導き出され
るというのがリベラルな倫理論の考え方です。

　もとより、各人の自律性が尊重されるべきこと、あるいは、ライフスタ
イルの多様性が大切にされるべきことについては何人も異論の余地がありま
せん。むしろ、急速にグローバル化が進み、価値観の多様化した現代社会に
あっては、これらを尊重すべきことは、当然に踏まえるべき生きる作法だと
言ってよいでしょう。それだけではありません。リベラルな倫理論は、どち
らかと言えば社会の少数派に属する選好を持つ人々の立場や、成果や効率を

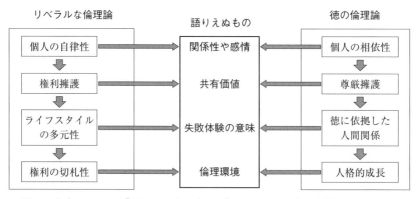

図1　本書における「語りえぬもの」と「語りたいこと」の構造（筆者作成）

求める社会風潮の中で往々にして不利益をこうむりやすい人々の立場を、対等かつ不可侵な権利として擁護する強力な理論的根拠を提供しているのです。リベラルな倫理論はタンタロス的苦悩をもたらす功利主義に真っ向から挑む対抗理論だと言ってよいでしょう。

　しかし私たちは、これらのことを了解しつつもなお、この理論には乗り越えられるべき問題点や限界があると考えているのです。それは、この理論が、功利主義的な社会現実と相俟って、ケア専門職の本質に関わる多くの果実を語れなくしている（あるいは、語りづらくしている）と考えるからです。では、一体、何が語れなくなってしまうのでしょうか。

3. 何が語れないのか

　まず第1に、ケアの本質に関わる人間相互の関係性や感情について語れなくなってしまうという問題があります。当然のことですが、私たちは世界を超越した神のような存在として生きているわけではなく、世界の中にドップリと組み込まれ、（好むと好まざるとにかかわらず）他者との関係性の中でしか生きることのできない存在、いわゆる「世界内存在」です。個人の自律性を尊重すべきことについては上に述べたとおりですが、しかし、これが方法論的に先鋭化された場合、別の言い方をするならば、他の要素が理論的に排除されてしまった場合、私たちは「世界内存在」であることを止め、世界に内属することなく、世界から超越した自我として放り出されることになってしまいます。この自我は、理論上、他者からの影響をいっさい受けることなく、したがって他者との関係性をまったく築くこともなく、文字どおり個々バラバラに存在することになります。

　哲学者ライプニッツは、この個々バラバラに存在する自我を「モナド」（単子）と呼び、モナドが他者と交渉を持ちえない様を「モナドには窓がない」と表現しました。「そうは言っても周りに他者はいるし、普通に付き合って

いるじゃないか」と思うかもしれませんが、要は、他者との関係性の持つ意味が異なってくるということなのです。「世界内存在」としての「私」は、他者との関係性によって作られ、その本質を規定される存在です。しかし、「窓なきモナド」は「他者との関わりによって私は作られる」と考えるのではなく、「私によって他者との関わりは作られる」と考えるようになるのです。つまり、まずモナドとしての自我があり、この自我がライフプランを自律的に選択し、このプランに沿って他者との関係性を戦略的に支配・統御し、都合によって配置したり廃棄したりするのです。いわば、他者との関係性は自己実現のための手段・道具として位置づけられる。ちょうど、各人のプランに沿って「参加」したり「退会」したり、都合次第で他者を「承認」したり、不要になれば「ゴミバコ」に捨てたりすることのできる SNS の人間関係をイメージすればよいでしょう。

　このような理論の下で語られるケアリング関係は、人間的共感の内発的な営みではなく、ライフプラン実現のために、各人が戦略的に締結する契約上の権利義務関係に還元されることになります。事実、「措置から契約へ」という社会福祉の流れの背景には、ケアを権利義務関係で捉える、こうしたリベラルな倫理論があったのでした。権利主体相互の契約関係にあっては、当事者の紡いできた関係性や感情は考慮されないばかりか、うっかり中途半端に情に流されたりすれば、不当に利益を侵害されるかもしれません。自己実現のための手段としての他者は往々にして自己実現を妨害する敵でもあるのです。

　このように、リベラルな倫理論では、関係性や感情は然るべき正当な位置づけを得ることなく、むしろ多くの場合、無用な夾雑物として捨象されてしまいます。ここに私たちは、豊かな果実に至りえないケアの現実を見ることができるのではないでしょうか。なぜなら、ケアすることの喜びは、権利義務には還元できない、人格的な関わり合いや感情の交流の中にこそあるに違いないからです。しかもこの現実は、執拗に成果の可視化を求める功利主

義的就業実態の中でさらに深刻なものとなるでしょう。成果の可視化は、大抵の場合、成果の数量化を意味するからです。数値に換算しえない配慮や思い遣りは、この意味でも、捨象されることになるのです。

　第2に、リベラルな倫理論は、価値の多元性を超える共有可能な価値確信について語れなくしてしまいます。言うまでもなく、リベラルな倫理論における価値の最終源泉は自律した個人の選択です。しかし、この考え方もまた、方法論的に先鋭化されれば、無限に並存する相対的な価値以外何も語れなくなってしまうでしょう。共有可能な価値確信に至ることなく、私たちは、ただただ普遍化不可能なままに羅列された諸価値をぶつけ合い、妥協と合意を探り合うよりほかなくなるのです。もちろん、実際的には、一連の価値が共有されるに違いないのですが、それはあくまで偶然に生じる協約的な一致であって、より高次の普遍性を保証するものではありません。原則主義の掲げる諸原則も協約的な一致か、さもなければ、ほぼ中身のない（それゆえに誰もが承認する）、ありきたりな抽象論でしかないのです。

　共有価値について語れないということは、同時に、ケア専門職が共有すべき目的についても語れないということです。リベラルな倫理論におけるケア専門職の目的は、利用者の自律を支援し、その自律性に基づいて各人が選択したライフスタイルを擁護することだとされます。しかし、実際のところ、この場合の自律性擁護とは、無限に羅列された価値並列の擁護であり、さらに言うならば、各人のライフスタイルから生じるニーズ充足の擁護以外の何ものでもないでしょう。個々の価値選択を、より高次の視点から評価する尺度がない以上、各人の価値観に依拠したライフスタイル選択を無条件に承認し、その実現に必要なニーズの充足を力の限り手助けすることよりほか為すすべがないからです。このことは、ケア専門職の専門性をテクニカルなものに傾斜させることになります。専門性は、利用者のニーズをいかにして素早く、しかも適切に把握し、いかに効率よく充足するかという技能問題に還元され、ケア教育はそのための技能のスキルアップ以上の営みではありえなく

なります。さらに言えば、学術研究もまた、もっぱらニーズの一般的動向と
その把握法、あるいは、充足手段の精緻化に関心が集中することになるので
す。要は、価値について真摯に論じることは不毛な楽屋話として専門性の表
舞台から排除されてしまうわけです。

　加えて、このような風潮にあっては、ケア専門職の理想像についても語
れなくなるという問題があるでしょう。理想的なケア専門職とは、すなわち
ニーズ充足を上手くこなせる人だということになってしまうからです。業務
を如才なくこなせることは素晴らしいことでしょうが、技術的にすぐれた人
が同時に人格的な意味においても見習うべき人であるという保証はありませ
ん。むしろ、失敗しても折れない勇気や上手くいかない時に慰めを与えてく
れる優しさを持った人柄など、そうした人柄のうちにこそ理想的人間像を見
るのではないでしょうか。

　第3に、上のことと関連して、「失敗体験」の意味、あるいは意義につい
て語れないという問題をあげておきたいと思います。ケア実践の目的が相手
方の的確なニーズ充足にある以上、ニーズの充足に失敗することは、すなわ
ちケアに失敗することであり、全力をあげて回避すべき無益な経験でしかあ
りえないことになってしまいます。せいぜい「失敗から学ぶ」といった、あ
りきたりな教訓的素材としての価値しか持ちえないことでしょう。ところ
が、ケア実践は、その性質上、多くの「失敗」に直面せざるをえない領域な
のです。老いること、病を得ること、それが重症化すること、障害を負うこ
と、思いが伝わらないこと、尽くしても報われないこと、そして死ぬこと、
ケア専門職は日々これらの事態に直面しますが、こうした経験はいかに全力
をあげて回避しようとも、ついに回避し切ることのできない経験でしょう。
失敗は人間の営みの本質に属すからです。

　リベラルな倫理論は、自律能力の欠損を補い、あるいは脆弱（ぜいじゃく）化した能力
をエンパワーすることには力を傾注しますが、その分逆に、これら失敗経験
について然るべき位置づけを与えることができません。つまり、ニーズ充

足の失敗は、直ちに「ケアの失敗」ということになってしまうのです。しかし、これは本当に「ケアの失敗」なのでしょうか。ニーズ充足の失敗が同時に「ケアの失敗」とみなされてしまうのは、ニーズの充足をケアの最終目的として措定してしまうからだとは言えないでしょうか。逆に、ケアの最終目的はもっと別のところにあるのだと考えることができれば、ケア実践の成功不成功は、まったく異なった尺度で理解されるべきものかもしれないのです。

　このことは、ケア専門職の理想像の問題とも関わってくるでしょう。確かに、ニーズの充足に失敗したケア実践者は「失敗から学ぶ」かもしれませんが、それは技能における熟練は約束しても、直ちに人格的な成長を約束するわけではありません。むしろ、私たちの人格的な成長・深化は、失敗を回避する技能の体得によってではなく、失敗をありのままに受容し、その意味を洞察することによって促されるものだと考えられるからです。

　さらに、これにも功利主義的な就業実態の問題が加わるでしょう。成果や効率を重視する労働観は失敗を許さないからです。失敗の許されない現場では、単に失敗が評価を落とすばかりか、場合によっては、不都合な事実を隠蔽してしまうというコンプライアンス上の問題を惹き起こすことさえあります。ここでも、失敗を許さない社会は人を育てないことが明らかです。

　第4に、リベラルな倫理論においては、倫理環境について語ることができないという問題をあげておきたいと思います。私たちの身体的成長が、ある一定の生活環境の保持を必要としているように、人格的成長もまた、ある一定の倫理環境の保持を必要としています。これは一見自明なようですが、リベラルな倫理論においては、これを語ることが意外に難しいのです。すでに述べたように、法的強制に耐えうる若干の正義原理を別にすれば、共有すべき倫理環境について語ることと他者のライフスタイルに容喙（ようかい）するパタナリズムとの間に区別がありません。たとえ倫理環境について一定の合意形成が得られたとしても、（権利の絶対擁護を主張するリバタリアニズムのような）

強い権利主張においては、権利は倫理環境の強要を拒否する切り札として作用することになるでしょう。

　功利主義的な就業実態の問題はこれにも加わります。必ずしもケア専門職に限ったことではありませんが、効率優先の労働環境においては少人数化と過重労働が避けられません。そのような中で倫理環境について語ることは無用であるどころか、作業を妨害する弊害とさえ考えられるかもしれないのです。

4. 徳倫理というアプローチ

　これまで述べてきたように、現代社会において支配的な理論であるリベラルな倫理論や功利主義的な社会現実の中で、語れなくなっているもの（あるいは、語りづらくなっているもの）は少なくありません。まさにタンタロスの苦悩のように、私たちが最も語りたいことや語ってほしいことに限って手が届かないというのが現実でしょう。これに対して本書は、基本的に「徳倫理」（virtue ethics）の視点に立脚しています（ただし、若干の修正を伴っています）。私たちがこの視点に立つのは、リベラルな倫理論でも功利主義でも届かないタンタロスの果実に、ようやく手が届きうる可能性のある第三の道なのではないかと考えるからなのです。そこで、次に、この徳倫理という考え方について、ごく概略的に説明しておきたいと思います。

　実は、アメリカでも徳倫理学者たちは、リベラルな倫理論でもなければ功利主義的な倫理論でもない第三の道として徳倫理を位置づけています。ちょっと長くなりますが、そのような理解を示す一節を引用しておきましょう（引用文中の「カント主義道徳論」が本章で言う「リベラルな倫理論」に当たると考えてください）。

　　　20世紀のほとんどの間、道徳・政治哲学者の大半はカント主義者か功利主義者だった。カント主義道徳論はもっぱら個人の自律と平等の問題に関心を抱き、

　カント主義政治論は、資源の配分こそが自律と平等に決定的な影響を持つという考えから配分的正義に関心を抱いてきた。かたや、功利主義は快の最大化と不快の最小化に関心を抱いてきた。功利主義道徳論・政治論はミクロ経済的な社会福祉論を生み出したが、少なくとも 20 世紀前半までの合衆国における主要な政治経済理論はこれだったのである。……

　こうした道徳論・経済論の伝統とは異なり、徳倫理は個人の自律や社会的平等にだけ関心を抱くわけではないし、人間生活における快や欲求だけを中心に据えるのでもない。配分的正義や各人の選好を可能な限り最大化すること（社会福祉の最大化）を根本問題と考えるのでもない。徳倫理の（古代ギリシアから現代西欧社会に至るまでの）伝統にある哲学者に一致して見られる関心事は、人間生活の質や価値の問題、そしてそれを達成するための人柄（character traits）の問題である。

　徳倫理の発想は、カント主義とも、功利主義とも、福祉経済学とも違う。カント主義は、どんな行為が道徳律、つまり行為者の自律を保てるルールに合致しているのかを問う。……功利主義は、どんな行為が快を増進し、不快を減退させるのかを問い、……福祉経済学は、どんな方法が選好の満足を最大化するのかを問う。これらに対し、徳倫理は他のいかなる伝統よりも広範な道徳や公共政策に関する観念を持っている。徳倫理は、道徳の範疇を、人間生活を構成する多種多様な価値を網羅できるところまで拡張し、人間の生活全般に亘る質を向上させたり、低下させたりするものであれば何であれ、個人の意思決定にとっても社会の意思決定にとっても大切な関心事だと考えているのである。かくして徳倫理学者たちは、人間生活にとって価値のあるものすべてに関心を向けるのであり、それゆえに、あらゆる分野に亘る人間の興味、必要、願望、活動等々に関心を向けるのである［Feldman, 2008：55-56］。

　まず、倫理論の中心的な関心がどこにあるかというところから考えてみましょう。上の引用文からも分かるように、リベラルな倫理論は「どのような行為が善（悪）か」という問題に関心の中心を置き、善悪を適切に判定できる原則やルールの探究を行うのが倫理学の課題だと考えます。そのため、しばしば「ルール依拠型」（rule-based）の倫理だと評されたりするのです。その際、ルールはすべての人に対して平等でなければなりませんし、自律的

な意志に従って選択するのでなければルールに従ったとは言えませんから、自律と平等が重視されるのは当然のことでしょう。一方、功利主義倫理は行為の起点となるルールに着目するのではなく、行為の結果に着目し、「快」を増大するものは善、「不快」を増大するものは悪と考えます。つまり、結果として、「どんな行為が快を増進し、不快を減退させるのか」が問題なのです。功利主義が「結果主義」（consequentialism）の一種だと言われるのはこのためです。もちろん、人によって快や不快の価値観は異なるでしょう。ある人にとって「快」なことが、別の人にとっては「不快」だということがあるかもしれません。そこで、その人の選好（要するに「好み」）が多く実現すれば「快」、そうでなければ「不快」と定義し、なるべく多くの人の選好満足が最大化できるよう政策を立てるべきだという考え方もあります。それが上の引用文で述べられている「福祉経済学」で、各人の自己選択重視というリベラルな倫理論と満足の最大化という功利主義倫理とをミックスした、現代の一般的な福祉政策だと言ってよいでしょう。

　しかし、ルール依拠型も結果主義も、それなりの限界があることは明らかです。私たちの社会では様々な状況で様々なことが起きるわけですから、無限に多様なありとあらゆる事象にまんべんなく適用できる原則やルールの一覧を作成することなどできようはずもありません。社会現象は人間の理性的計画をはるかに超えるほど複雑なのです。型通りにルールを適用することがかえって当事者を不幸にしてしまったり、一つのケースに複数の適用可能なルールが競合して、ルール相互の衝突が起こったりということが珍しくないのです。結果主義ならばこうした問題を回避できるでしょうが、その分今度は、結果オーライな発想が正義を枉げてしまうといったことがよくあるのは言うまでもありません。

　これらに対して、徳倫理は行為の善悪を問うのではなく、行為者の善悪を問う倫理だとされています。そのため、「行為者依拠型」（agent-based）とか、「人柄依拠型」（character-based）の倫理であると言われるのです。要する

に、善いことをするのは結構なことですが、その場だけ「歯を喰いしばって頑張って善いことをしました」というのでは十分とは言えない。その人の身についた人柄の自然な表現として、苦労なく善が行えるというのが望ましいわけで、倫理学とはいかにして善を自然に行える人柄を養成するかを探究する学問だという理解なのです。この「習慣的に身についた卓越した性質」が「徳」（virtue）です。倫理とは、いかにして徳を体得するかという問題だと考えるので「徳倫理」と呼ばれているのです。善を行える徳さえ体得していれば、無限に多様で複雑な社会現象にあっても、その人の人柄のゆえに最も適切な行為を苦労なく選択できると考えられます。しかも、その徳は快・不快ではなく、「何が善か」を見極める習性ですから、功利主義的な結果オーライに陥ることもないというわけです。

　このような意味での徳倫理を最初に提唱したのは古代ギリシアの哲学者アリストテレス（B.C.384-322）でした。いくらか話が逸れますが、徳倫理の基礎を理解するために、アリストテレスについて少し触れておこうと思います。著書『ニコマコス倫理学』において彼は、「人は何のために生きるのか」と問い、「それは幸福になるためである」と答えます。そして、「では、幸福とは何か」という問いに対して彼は、実践的経験を通じて「魂に徳を備えることだ」と言うのです［アリストテレス『ニコマコス倫理学』（以下、『ニコマコス』と略す）：1巻7章1097b-1098a］。この点、彼の師プラトンであれば、むしろ経験を排し、「幸福とは、ひたすら真善美を観想することだ」と答えたことでしょう。アリストテレスは師プラトンや、さらにその師ソクラテスの知性主義（善は個人的な経験に惑わされない知性によってこそ把握される）に異を唱え、倫理は実践的経験を通じて習慣的に体得されるものだと考えたのです。知者ならば善人になれるなどという保証はどこにもないのであって、「ちょうど建築することによって大工となり、琴を弾くことによって琴弾きになるように、もろもろの正しい行為をなすことによって正しい人になる」［『ニコマコス』：2巻1章1103b］のだというのがアリストテレス

の主張です。つまりは、徳の体得こそが何より大切だという考え方でした。

　この点は、リベラルな倫理論とも功利主義倫理とも異なる徳倫理の特徴だと言ってよいでしょう。繰り返しになりますが、社会現象の複雑さは人間の理性をはるかに超えるほどのものですから、私たちの限りある理性で人間の知の全体を捉え尽くすことなど到底できるものではありません。それゆえ、私たちの社会では膨大な知の領域が日常の経験的実践を通じて体得され、伝承されているのです。ルールに依拠しようとするリベラルな倫理論も、功利計算で社会の幸福を考えようとする功利主義倫理も、こうした実践的な知の領域を捉え切れないばかりか、むしろ破壊してしまうかもしれません。実践的な知の領域を重視する点で、徳倫理は第三の道だと言えるでしょう。

　ところで、アリストテレスは徳の概念を二つの領域に分けて考えています。すなわち、もっぱら知性的な鍛錬によって得られる「知性的徳」と生活習慣の中でおのずと身につく「倫理的徳」（あるいは、「習慣的徳」と言った方がよいかもしれません）との二つです。彼の説明によれば、「倫理的徳」はもろもろの行為の目的を見出す徳であり、「知性的徳」はそれを実現するための手段を見出す徳だと言います［『ニコマコス』：6巻12章1164b］。このうち、倫理に関して彼が最も重視していたのは「フロネシス」と呼ばれる徳でした。日本語では「知慮」とか「賢慮」などと訳されます。これは多様な状況の中で最も状況適合的な態度・振る舞いを思量し、選択する徳で、そのためには知的な統御が必要なことから、知性的徳に含まれるとされています。しかし、だからと言って、知的に秀出ていれば直ちにフロネシスが備わっているかと言えば、そういうものではなく、実践を通じて知性を練らない限り、この徳は備わらない。それゆえ、「年少にしてフロニモス（フロネシスを持つ者）になる者はいない」と彼は述べるのです［『ニコマコス』：6巻8章1142a］。おそらく、社会的リーダーのような人材を考えていたのでしょう。一方、倫理的徳としては「勇気」や「節制」などがあげられ、これらは生活習慣の中で自分の欲求や感情を統御し、ほどほど（中庸）を弁える

ことで体得される徳だとされています。

5.　徳倫理と尊厳

　ところで、ここまで見てくると、素朴な疑問が湧いてくるかもしれません。アリストテレスは有徳な人柄を育てることこそ倫理学の目的だとし、「勇気」や「節制」、「友愛」や「正義」といった倫理的徳を身につけ、フロネシスに富む人材こそが理想的な人間像だと考えたのでした。しかし、フロネシスはともかくとして、様々な倫理的徳にはどれだけ普遍性があるのでしょうか。たとえば、「アリストテレスの時代には『勇気』は大切な徳だったかもしれないけれども、現代の社会ではもっと大切な徳があるじゃないか」と言う人がいるかもしれません。逆に、「いや、『勇気』は今でも大切だ」と言う人もいるでしょう。しかし、はたして、アリストテレスの考えていた「勇気」と私たちが考える「勇気」は同じものでしょうか。言葉は同じでも、実は内容が違うのかもしれません。このように、備えるべき徳のリストや内容が不安定だとしたら、「有徳な人柄を育てる」とは言っても、結局、どんな人材が有徳なのかよく分からないということになりそうです。

　オーソドックスな徳倫理では、徳の観念に普遍性はなくとも、個人の帰属する共同体の中で高度に共有されていればよい。この共同体内での相対的な普遍性さえ確保できれば徳倫理は成り立つという考え方です。結論として言えば、アリストテレスもこのように理解していたと言えるでしょう。「結論として」と言うのは、彼にはそもそもこうした問題の自覚がなかったからです。古代ギリシア世界では、「ポリス」共同体こそが文句なく「最高善」でしたから［『ニコマコス』：1巻2章1094b］、徳はポリスの中でのみ共有される、ポリス限定のものであることはまったく自明なことで、論じる余地がなかったのです。おそらく、他のポリスでもおおむね同じような倫理観だったでしょうから、アリストテレスは徳観念の普遍性問題に頭を悩ませ

る必要など初めからなかったに違いありません。現代の代表的な徳倫理学者マッキンタイア（Alasdair MacIntyre; 1929-）なども共同体（彼の場合はアメリカ社会）の中での徳伝統の共有を提唱しており、ここから共同体主義（communitarianism）という呼び方も生まれました。

　これに対し、徳倫理の立場に立ちつつも、より普遍的に受け入れられうる理論に再構成しようとする論者もいます。たとえば、ヌスバウム（Martha C. Nussbaum; 1947-）などがその代表でしょう。彼女は徳の共有について語りつつも、それがすべての地域に住むすべての人の尊厳ある生の実現可能力に支えられていなければならないと考えます。「可能力」（capability）とは、様々な権利や自由を実際に実現できる能力のことで、たとえば、いくら「学問の自由」を保障すると言われても、あるいは、ただ単に資源が与えられても、文字が読めなかったり、性的抑圧のために学校に行かせてもらえなかったりすれば、実際にはこの自由にアプローチできないということになるでしょう。そこで、権利や自由に実際的にアプローチできることが重要だと考え、アマルティア・セン（Amartya Sen: 1933-）に倣って、これを「可能力」と呼ぶのです。この考え方は、普遍性重視という点ではリベラルな倫理論に近いものですが、正義は、より具体的な日常生活の場の問題だと考える点でアリストテレス的だと言えるでしょう。

　本書も徳倫理の普遍化可能性を模索しています。そうでなければ、徳倫理は「ほかの国のことは知らないが、日本ではこれが理想だ」といったような偏狭な地域主義に陥ってしまうからです。そこで、普遍化のための一つの提案として、本書では「尊厳の徳」という考え方を導入したいと思っています。次に、この点について、若干、説明をしましょう。

　「尊厳」（dignity）とは、「人間にのみ見られる固有な価値」だとされていますが、それがどのような価値であり、また、なにゆえに人間にのみ固有なのかについては説明が困難です。おそらく、この点について最も分かりやすい説明は宗教的な説明でしょう。宗教的に言えば、尊厳は、神が人間に選択

的に与えた固有の価値であって、この価値は人間のみが神と同じく自由意志を有していることなどに表わされていると言うのです。「神が与え給うた」ということですから、それ以上の説明は不要で、ある意味では、最も分かりやすい説明だと言えるでしょう。つまり、宗教的理解によれば、尊厳は誰かに認定してもらって初めて生じるような価値ではなく、神が万人に付与した価値、したがって、すべての人に本質的・実体的に備わった価値なのです。こうした宗教的説明を認めるか否かにかかわらず、一般に、万人には等しく尊厳が備わっていると語るのが、むしろ普通なのではないでしょうか。まるで人間に目鼻があるかのように。

　しかし、徳倫理において理解される尊厳は、実体的価値ではなく、関係的価値であると考えられます。それはちょうど芸術作品の持つ美しさと似ていると言えるかもしれません。「美しさを持つ」とは言っても、実際には、個々の作品に本質的・実体的に美が内在しているわけではなく、対象作品と鑑賞者との関係性において、あるいは鑑賞者同士の関係性において、はじめて美という価値は成立するのです（この価値が成立しなければ、そこにあるのは絵の具の塊や石膏の塊だけです）。この意味で、美は関係的価値であると言えるでしょう。同様にして、尊厳もまた、私たちが自己または他者を尊厳ある存在として接し、扱うという態度・振る舞いを通じて、はじめてそこに成立する価値だと考えられます。たとえば、自己または他者を代替できない存在として扱うこと（代替不可能性）、他と比較しないこと（比較不可能性）、一度失われれば二度と戻らない、かけがえのない存在として接すること（唯一性・一回性）、単なるモノのように扱わないこと（非客体性）、手段・道具として利用しないこと（手段化不可能性・非道具性）などといった態度・振る舞いです。リベラルな倫理論において重視される、他者の価値観・世界観に敬意を抱くことなどもここに含まれるでしょう。では、なぜ私たちは、人間関係において、このような態度・振る舞いが求められるのでしょうか。それは、私たちがきわめてヴァルネラブルな存在であること、そして、不完全

で相依的な存在であることなど、人間の本質的なあり様に由来していると答えることができるでしょう。もし人間が不死身で鋼鉄のような存在だったら、かけがえのない存在として接する必要はあまりないかもしれません。その意味において、自己または他者を尊厳ある存在として扱うことは、それ自体、人間的営みの本質に属していると言うことができるのです。

　宗教的な理解と徳倫理の理解は真逆なものですが、両立できないものではないでしょう。尊厳が行為を生むと言っても、行為が尊厳を生むと言っても、日常的実践では特に軋轢はないはずです。むしろ、徳倫理の理解にとって肝心なことは、尊厳を生み出す態度・振る舞いの能力は、まるで本能のように人間が生まれながらにして持っているものではないということです。これまた芸術作品に美を見出す能力と同様で、美を見出す審美眼は決して生まれながらにして備わっている本能ではありません。もちろん、その才能は潜在的に備わったもので、人によってこの才能が豊かだったり、そうでなかったりするわけですが、いずれにせよこれを顕在化させ、成長させるためには、一定の習慣づけが是非とも必要になります。ここに徳の必要性があるのです。そう考えるならば、自己または他者を尊厳ある存在として扱う態度・振る舞いもまた、倫理的実践という習慣づけの中で体得されてゆく徳であると理解することができるでしょう。これを「尊厳の徳」と呼びたいと思います。

　アリストテレスには「尊厳の徳」という概念はありませんが、彼の分類に従えば、尊厳の徳は倫理的徳に分けられることになるでしょう。この徳を身につけるためには、知性の陶冶も必要でしょうが、それ以上に、他者の気持ちに共感したり、相手の立場を想像したりといった感情の陶冶が必要です。さらには、励ますこと、労わること、慰めること、感謝すること、互いの至らなさを赦し合うことなどといった日常的な生活習慣も不可欠だと考えられるからです。私たちの倫理的行為は、他者も自分自身も尊厳ある存在として扱い・振る舞うという倫理的徳を身につけ、個々具体的状況に応じて最も尊厳を尊重する行為を適切に選択できるフロネシスという知性的徳を身につ

けることによって完成する。そして、これらの徳を最もよく身につけている者が、すなわち理想的人間像である。このように言うことができると思います。もちろん、勇気や節制などの倫理的徳、あるいは技能や学識などの知性的徳を備えていればもっと理想的かもしれませんが、普遍化可能な理想像は尊厳とフロネシスではないでしょうか。

6.　語りたいことを語る

　さて、これまで述べてきた徳倫理のアプローチから見た場合、リベラルな倫理論において「語りえぬもの」とされた諸点はどのように語ることが可能になるのでしょうか。

　第1は、関係性や感情といった要素に対して、然るべき正当な位置づけを与えることができるようになるでしょう。私たち人間は、決して独立不羈（ふき）な単子ではなく、むしろ、その本質的あり様（よう）において不完全でしかあることのできない存在です。相互に依存し合う関係性や感情は紛れもなく人間の本質に属していると言えるでしょう。むろん、このことは、だからと言って、各人の自律性が無造作に侵害されてもよいなどということになるはずがありません。英語では、相対的に自律しつつも同時に相互依存し合う、こうした関係性を interdependence と呼んでいます。dependent（依存的）でもなければ independent（独立的）でもないという意味合いです。このニュアンスをうまく捉える訳語は見当たりませんが、さしづめ本書では、これに「相依性」という新しい訳語を当てたいと思っています。「万物は互いに他者を成り立たしめることによって初めてみずからも成り立つ」という縁起の法理を表現する仏教用語に由来する言葉ですが、こうした存在様態はそのまま人間社会にも当てはまると考えるからです。人間は、その本質において相依的存在であると言えるでしょう。

　もちろん、ケアが人間的営みの本質に属しているのも、人間が相依的な

存在だからにほかなりません。ケアは、本来自己完結して然るべき自律性が「不幸にして」欠損したがゆえに必要とされる補完的業務ではなく、むしろ、本来的に自己完結しえない相依性が「当然にして」必要とする、最も日常的な営みです。広い目で見れば、私たちのあらゆる生活は片時も他者とのケアリング関係から離れることのできないものなのです。これを「ケアの素人性」と呼ぶことができるでしょう。広義のケア実践は徹底した素人性を持っていると言うべきなのです。

　第2に、共有可能な価値確信について語ることが可能になるということです。それは同時に、個人の価値選択の彼岸にあるケアの最終目的について語ること、あるいは、この目的へと定位された理想的ケア専門職について語ることでもあるでしょう。

　では、ケアの最終目的とは何でしょうか。それこそ、これまで述べてきたとおり、尊厳の保持だと答えることができるでしょう。尊厳という価値こそ個人的価値選択の彼岸にある共有可能な普遍的価値であり、ケアの最終目的だと考えるのです。実は、すでに述べたように、アリストテレスに「尊厳」という概念はなく、むしろ、この概念を倫理論の中心に据えたのは、本来、リベラルな倫理論のルーツとされるカントでした。カントにとって尊厳は倫理において実現されるべき最高の価値だったのです。もちろんカントは、各人の自律性を尊重しはしましたが、それは人間としての尊厳を保持するための条件であって、尊厳そのものを上回るものではありませんでした。たとえばカントは、かりにどれほど自由な意志に基づく選択だったとしても自殺は尊厳に反するので背倫理的だとしていましたし、どれほど合意のうえでも奴隷のようにみずからの身体を他者の道具として供することは許されないと考えていたのです。

　ところが、現代のリベラルな倫理論では、自律性と尊厳とは等置されています。尊厳を保持するとは、すなわち自律性を保持することだという理解なのです。それゆえ、結果的に、自律性擁護こそがケアの最終目的とされ、各

人の自己決定は足を踏み込むことのできない不可侵の聖域と化してしまうことになります。しかし、ケア実践者はしばしばこの聖域の前で逡巡することになるのです。不用意に患者や利用者の自己決定に踏み込めばパタナリズム（paternalism）の烙印を押されることになりますが、一方で、あえてこの聖域に踏み込んででも患者・利用者に手を差し延べることの方が救済になるような場合もあるからです。もちろん、この逡巡を魔法のように解決するすべなどありえませんが、少なくとも尊厳尊重の倫理は第三の選択肢を与えることになるものと考えています。第2章「権利擁護活動の実態とその徳倫理的深化」（布元論稿）は、自己決定の聖域化の前で逡巡する権利擁護活動の実態を取り上げ、利用者の尊厳擁護こそが結果的に真の権利擁護に繋がることを論じています。

　ケアの最終目的が尊厳の保持にあるとするならば、ケア専門職の理想像は尊厳の徳を豊かに持ち、その態度・振る舞いの模倣が徳性の向上に資する人ということになるでしょう。このように、徳倫理は行為の禁止や規制について語る倫理ではなく、あるべき理想像（理想的人格や理想的社会）について語るところから、希求倫理（aspirational ethics）と呼ばれたりもします。第1章「看護師の徳」（塩見論稿）は、看護師の経験する技術的・倫理的ジレンマの問題を通じて、看護師の体得すべき徳について論じています。

7.　人格的成長と道徳環境

　第3は、失敗の意味について語ることができるようになるでしょう。ケア実践の中で起こる様々なフラストレーションを「失敗」と評するのはニーズ充足こそケアの目的と見るからであって、尊厳の保持・実現という目的からすれば、ニーズが充たせるか否かは本質的な問題ではありません。それどころか、私たちの人格的成長は、功利主義的な意味での失敗体験を隠蔽することなく真摯に受け止め、その意味を理解することによってこそ促されるもの

だと言うべきでしょう。とりわけ、尊厳についてはそうなのです。尊厳という価値は、何かの能力や地位や資格のうちに見出されるものではなく、むしろ逆に、それらが失われることのうちに見出されるものです。極端な例で言えば、私たちが人間の尊厳について深く考えさせられるのは、地位にも権力にも富にも恵まれた大富豪の大統領を見た時ではなく、何ものも持たず、ただ路傍に打ち棄てられた瀕死者の姿を見た時でしょう。尊厳は豊かさの中では隠され、喪失の中でこそ見出される価値なのです。ケアの目的を、このような尊厳の保持に措定するならば、生の中で様々な苦しみを経験すること、老いること、病むこと、そして死することなどといった（功利主義的な意味での）失敗経験は、むしろ、目的実現にとって大切な契機であると理解することができるはずです。ケア実践における本当の失敗体験とは、ニーズ充足の失敗ではなく、尊厳を見出すべき大切な契機を単なる忌まわしい出来事として片づけてしまうことなのです。第4章「ケア実践における関係性と徳倫理」（濵﨑論稿）は、ケア実践における関係性に着目しながら、失敗体験の意味について論じています。

　最後に、第4は、これらが育つ環境について語ることです。あるべき理想像や持つべき徳性は、生まれながらの天性でもなければ、修行によって悟るものでもなく、ただ模範を模し、経験を経るという実践の蓄積によってのみ体得されるものであることはすでに見ました。まさにアリストテレスが語ったように、徳は徳より生まれるものだからです。ならば、理想像や徳性はそれらが適切に生まれ育つ環境を不可欠の前提とするでしょう。本書の副題「モラル・エコロジー」（moral ecology）とは、まさにこのような道徳環境を真剣に考えることを指しています。よいケア専門職を育成するためには、高度な技能の伝達が必要なことは当然ですが、それだけではなく、同時によい道徳環境が保障される必要があるでしょう。すなわち、尊厳の徳を豊かに持ち、状況に応じて患者・利用者の尊厳を最もよく保全できるフロネシスを持った指導者に恵まれること、そして、互いに共感したり、励まし合ったり、

労わり、慰め、赦し合う関係性に恵まれることなどです。

　さらに、モラル・エコロジーには、徳の育成を可能にする外的条件も含まれるはずです。十分な外的条件が保障されなければ、徳は健全に育つことができないでしょう。外的条件として何が必要かは議論のあるところでしょうが、その一例として、ヌスバウムが尊厳ある生を可能にするために最小限保障されるべき可能力のリストというものをあげているので、紹介しておきましょう［ヌスバウム、2012：90-92］。

①　通常の長さの人生の終局まで生きられること。

②　健康でありうること。

③　場所から場所へと自由に移動できること。暴力的な攻撃から安全でありうること。

④　感覚を用いることができること。想像し、思考し、論理的な判断を下すことができること。

⑤　外部にある物や人々に対して愛情を持てること。

⑥　善の構想を形成し、かつ自らの人生の計画について批判的に省察することができること。

⑦　他者を認め、かつ彼らに対して関心を持ちうること。自尊心を保ち、屈辱を受けない社会的基盤を持つこと。

⑧　動物、植物、自然界を気遣い、それらと関わりをもって生きることができること。

⑨　笑うことができること。遊ぶことができること。

⑩　政治的選択に参加しうること。財産を維持できること。

　もちろんヌスバウムは、このリストを暫定的な試案としてあげているのですが、それはともかくとして、よく見るとこのリストには、保全されるべき可能力（たとえば、④〜⑨）と、そのために必要な外的条件（①②⑩や⑦の社会的基盤）とが混在しているようです。しかし、人を愛したり、自然の動植物に関心を持ったり、笑ったり遊んだりする可能力が尊厳の徳やフロネシ

スの涵養に大切な力であることは間違いなく、そのために保障されるべき外的条件は、同時に徳の育成に欠かせない外的条件でもあるでしょう。たとえば、生命・身体の保障、最低限の衣食住の保障、戦乱や暴力の恐怖に晒されないこと、思想信条の表明が保障され尊重されること、感情表現を妨げられないことなどです。ヌスバウムもあげているように、心から人を愛せる環境、気兼ねなく笑える環境なども大切でしょう。

　このように、徳の育成に必要な外的環境は範囲の広いものですが、そのうちのいくつかは明らかに憲法で保障されるべき基本的人権と重複しています。つまり、徳倫理の観点から見れば、人権とは道徳環境を整備するために必要な外的環境条件なのです。このことは、逆に言えば、外的条件さえ整えば十分だとはならないのであって、これらの条件の下に知性的・倫理的徳が醸成されてこそ初めて社会は「ただ生きるための社会」ではなく、「よく生きるための社会」になることができるのです。本書は、人権と徳との関係をこのように捉えています。

　以上のように、モラル・エコロジーは広範かつ多層的な関心領域で、様々な視点から論じることのできるものです。第3章「倫理的徳を育む職場環境づくり」（仁志田論稿）は、人格的成長の契機としての対話と協働の重要性を指摘し、互いの弱さを隠し合うことのない関係性を通じて、弱さを持った人々や傷ついた人々が内に秘めている真の強さを見出すことができることを指摘しています。また、第5章「看護師とケアリング・ジレンマ」（海野論稿）は、看護専門職において死について語ることのできる環境の重要性を指摘し、畏敬を込めて患者の死を受容することが、ひいては患者の尊厳保持に資することを論じています。

　今日、道徳環境について語ることは多くの誤解や偏見を招きかねないことかもしれません。たとえば、「あるべき理想像」を一方的に強要しているのではないかとか、美徳を躾る「型ハメ教育」を考えているのではないかなどといった誤解です。しかし、本書はこれらの立場にはまったく与するも

のではありません。私たちが徳の共有を必要とするのは、それが社会を欲望の闘技場に陥らせることなく、多元的なライフスタイルの共生を可能にするための前提条件だからであって、決して多元性を排除するためではありません。そもそも、徳は実践の知なのですから、外部からの理想の強要や「型ハメ教育」による価値観の注入によって育つものではないのです。この点は、往々にして「型ハメ教育」だった儒教的な徳観念との混同と言うべきでしょう。むしろ、「求める者」「傷ついた者」に手を差し延べる一つひとつの日常的実践、その営みこそが最高の教育なのです。

　さらに言うならば、「あるべき理想像」や「体得すべき徳」が国家主義や民族主義に絡め取られるとき、道徳環境について語ることはきわめて有害なものとなるでしょう。この点でも本書は、ポリス（国家）を究極の共同体として措定した古典的アリストテレス主義とは袂を分かっています。今日、国家はなお重要な共同体であることに変わりはありませんが、もはや究極の共同体でもなければ、最大の共同体でもありません。「あるべき理想像」や「体得すべき徳」は既存の共同体の枠を超えるものでなければならないでしょう。徳に地域主義を超えた普遍化可能性を求めている点では、むしろ、リベラルな倫理論と方向性を共有していると言ってもよいと思います。

（葛生栄二郎）

参考文献

・Heidi Li Feldman（2008）, "Prudence, Benevolence, and Negligence: Virtue Ethics and Tort Law", in: C. Farrelly and L. B. Solum eds, *Virtue Jurisprudence*, Palgrave Macmillan
・アリストテレス『ニコマコス倫理学』
・マーサ・C・ヌスバウム、神島裕子訳（2012）『正義のフロンティア　障碍者・外国人・動物という境界を越えて』法政大学出版局

第1章
看護師の徳

1. はじめに

　看護の仕事に携わることは悩みを伴うことでもあります。その理由はどこにあるのでしょうか。

　看護師は患者の健康問題を理解し、少しでもよくなってほしいという願いを持っています。そのため、その人にとってのよいケアとはどのようなことかということについて熟考します。そして、計画したことを行い、ケアがその人のためになることを期待します。しかし、ケアが可能な時間、つまり、生命の時間は患者によって様々です。ですから、患者の健康状態の経過を予測し、病状を見極める判断力とともに、その中でできることは何かを考える計画力が求められます。専門職としての看護師は、患者にとって、よりよい支援の方法を選択し、提案していきますが、患者は意思伝達ができる人ばかりとは限りません。患者が思っていることをこちらが予測して理解しようとしなければ見過ごしてしまうケースもあるのです。このような患者については、日頃から患者に向き合ってきた経験から、いま患者が、感じているであろうことを予測し、汲みとろうとする心がけが必要になってきます。看護師はこのような過程に携わるので、悩むことの尽きない職業と言えるでしょう。

患者の多様性

　また、看護の難しさは患者の多様性にもあります。療養されている患者の心身の病状はもとより、一人ひとりの生き方や価値観も多様です。医学的知識やケアの方法を十分身につけることが重要なのは言うまでもありませんが、それとともに、一人ひとりの患者の個性への対応が極めて重要なこととして問われるのです。

　ある意味、ひたすらマニュアルに従い、決められたルーティンをこなすことに徹すれば、看護師は看護の難しさをあまり実感せずにすむのかもしれません。マニュアルは業務の困難を軽減したり、ミスを回避したりするためのものですから、決して無視されてならないのは言うまでもありません。しかし、また一方で、マニュアルへの盲従が個々一人ひとり異なった事情を抱えた患者の心情や価値観への配慮を欠く結果をもたらすこともありうるでしょう。しかし、患者の多様性を守ろうとすれば、そこには必ず逡巡が生じ、逡巡があれば看護師の悩みは尽きません。もちろん、それが看護職の難しさであるとともに、深さでもあり、やりがいでもあるのですが。

　例えば、患者が治療選択をする場合、治療に関する技術的なジレンマを感じ、患者とともに看護師も悩むことがあります。それは、治療選択がその人の生に直結するからで、看護師もまた、そのジレンマをほんの一部ですが共有するからです。

　とくに看護師の悩みが深刻なのは、治療選択すらままならない意思疎通が図れない人への看護です。患者の意向を大切にしたいと願えばこそ、そこに逡巡が生じます。自身の身体の機能を使って意思表示ができる人は、まだしも思いを汲めるのですが、ねたきりで反応が見られない人の心情の理解は家族でも困難です。ですから、ケアの過程においては、自分の施したケアが患者の意向に添っているのかどうか、どのように感じているのかと迷うのです。しかも、このようなケースが近年、増加傾向にあることは周知のとおりです。

　2025年には5人に1人が認知症を有すると見込まれています。また、高齢者の受療率が高い主な傷病について、入院では「脳血管疾患」、外来では「高血圧性疾患」が最も多いと報告されています。この結果から、今後、脳梗塞後遺症などにより、ねたきりで療養する人や意思疎通が困難な状況に置かれる人の増加が予測されます。

　遷延性意識障害などで意思疎通が困難な患者は、かすかな意識の中で、生と死の狭間で明日への生をつないでいます。自力で呼吸し、医療者や家族の呼びかけによってかすかに目を開けたり、肩を動かしたり、わずかに指先を動かしたりしています。このような状態におかれている患者は、自分の力で身なりを整えることや食事をすること、排泄をすることもできません。ベッド上で身体の向きを変えることや移動することもできません。自分の気持ちを他者に理解してもらうことができないばかりか、みずから伝えることさえできないのです。その家族は患者の姿を見ながら、生きてさえいてくれればと願いつつ、一方では、今のままでよいのだろうか、生き続けることに意味があるのだろうか、本人が辛い思いをしているのではないだろうかと自問自答し続けるのです。現在の状態と入院前の姿を比べ、こんな姿で生き続けることにやりきれない気持ちになるという家族もいます。

　ケアをする看護師は、患者が感じているであろうことを想像し、患者にいたわりの言葉をかけながら患者との関係のもち方を模索し、自分の手をとおして心によるケアに努めています。そうでなければ、看護する側が一方的によいと思い込んだことを押しつけてしまう独りよがりなケアになってしまう恐れがあるでしょう。

　身体的に不利な立場にある人々の健康問題に介入する看護師は、逡巡をなくすことはできないでしょう。しかし、逡巡を逡巡で終わらせず、ジレンマを超える力を持つためには、看護師自身の看護に対する信念や価値観、これまで上手くいったケースから得られた経験による確信、さらには看護師のキャリアから体得される看護師としての徳が必要でしょう。

　本章では、看護師が逡巡やジレンマにどう対処しているのか、そして人の命に関わる看護師にとって必要な「徳」とは何かについて考察します。

　まず、臨床で遭遇する様々なジレンマについて事例を紹介します。次に、技術的ジレンマと倫理的ジレンマとについて見ていきます。そして、これらの問題解決の一つの方法として原則主義（principlism）を取り上げ、原則主義の限界について検討します。さらに、これらを見通して、看護師のジレンマについて具体的に見据え、その上でケアを通して徳を身につけるとはどういうことかを考えたいと思います。

2.　臨床で遭遇する様々なジレンマ

　ジレンマとは、ある問題に対する2つ以上の選択肢のどれを選んでも利益があると同時に、何らかの不利益または不適切な状況が生じ、行動を決めかねる状態になることを指します。看護師が経験する逡巡の多くが、こうしたジレンマであると言ってよいでしょう。これについて、3つのケースを紹介しようと思います。

【ケース1】意思疎通困難な事例
　パーキンソン病の症状が進行し、歩行、起立が不能となり、ねたきりで、日常生活に全面的な介助を要する状態にある高齢の女性患者Aさんの場合。
　Aさんは体位変換によってかすかに開眼され、口腔や気管吸引の際にもわずかに開口されます。これは、身体を刺激しながら声をかけた際にも時折見られる反応です。また、身体全体の硬縮が強度であるため、体位変換では少なからず疼痛を伴っているのではないかと想像されますが、Aさんの心情がはっきりと捉えられません。このことから看護師は、Aさんの皮膚に圧迫による発赤が起きないよう最良のケアを行うために、体位変換用枕には何を使うと最も効果的なのか、そして、身体のどの部位に、どのように、どの程度

まで用いることがよいのだろうかとケア用品の選択と方法について悩みました。とくに、どちらの体位変換用枕を使おうとも、メリットとデメリットがある場合にジレンマが生じます。ほかにも、ケア用品を使うことによって発赤のリスクがある部位には効果があっても、他の部位の皮膚にはケア用品が接触することによって発赤が起きる可能性がある場合にもジレンマが生じます。

ケアを実践した後にも、よかれと思って選択した体位変換用枕ではあっても、Ａさんにとってはどの程度の身体の向きが最も安楽なのだろうか、疼痛を感じていないだろうか、もう少し位置をずらした方が除圧が効いて圧迫感がなくなるのではないだろうか、使用したケア用品について心地よいと感じているのだろうか、などという逡巡を感じます。

胃瘻からの食事開始についても迷います。病棟の業務によっては、その日に限って朝食が早く開始される場合もあります。そのような場合、Ａさんが空腹感を感じているのではと思い、昼食を開始する時間選択に迷うことが生じます。早く開始すれば空腹感は解決されますが、その後の夕食までの時間が長くなるので、今度は夕食までの間、空腹感を感じることとなり、同じことを繰り返してしまうようになります。あるいは、昼食を時間通りに開始しようとすれば、今のＡさんの空腹感はさらに強くなるでしょう。これは健常者であれば容易に解決できることですが、Ａさんの場合、他者に委ねるほかないのです。

まことにささいな逡巡やジレンマに見えるかもしれませんが、看護師の日常はこんなケアリング・ジレンマの連続なのです。

【ケース 2】 看護業務の個別性と公平性

次のケースは、倫理的ジレンマとして看護師がしばしば経験することで、看護業務のなかでは起きやすいことです。

入院中の患者は、一日の病棟の業務の流れに応じてケアを受けています。

病棟では、看護師一人ひとりの行動がチームの流れを成り立たせています。そのため、一人の看護師が気になる患者のことを気遣ってケアの時間を持とうとすれば、看護チームの業務の遂行に支障が出てしまいます。これはよくあることであり、看護師の悩みどころです。患者の個別性を無視して、淡々と業務をこなしていくことができない職業だからです。多くの看護師は、担当した患者のなかで重症度が高い状態にある患者に時間を割こうとしますし、あるいは、その場で対応中の目の前の患者をしっかりケアしたいという心情に駆られる場合もあります。それは患者のことを思って丁寧にケアしたいということで、とてもよいことでしょうが、同時に、チームとしての看護業務の流れには応じきれないことになります。どちらを優先すべきか、そこに倫理的ジレンマを感じるのです。

　看護師が日常業務のなかで、このような個別性と公平性との衝突によって生じる倫理的ジレンマを感じた場合、どのように行動することが最善なのでしょうか。

【ケース3】患者の治療選択と看護
　次のケースは、末期がんの20歳代女性患者Bさんの治療選択に関連したジレンマです。
　看護師は患者が相談しやすい身近な存在ですから、治療選択の相談を受けることがあります。Bさんは生殖器の腫瘍が肝臓に転移したため、主治医から治療選択をするように説明を受けました。主治医からは回答期限を言い渡されていましたが、家族との縁が薄かったBさんは近親者への相談も遠慮がちで、本心を打ち明ける人がいませんでした。
　Bさんは、医師からそれぞれの治療法のメリットとデメリットについて説明を受けましたが、どちらの治療法も身体にリスクを伴ってしまうため、自己決定しなければならないことに恐怖を抱いていました。
　看護師が訪室すると、Bさんは、「どちらの治療を選んだらいいのか

なぁ？」「もう、こっちにしたらいいと誰かにポンと背中を押してもらえれ
ば決められるのに……」という言葉を毎日繰り返しつぶやいていました。B
さんは決断することに苦悩し続ける日々を送りました。主治医は、なかなか
治療選択ができないBさんに対し、苛立ちを隠せない口調で対応する日もあ
りました。その後、Bさんは回答期限を先延ばしにしてもらいながら約2か
月を経ました。その間、Bさんは化学療法によって脱毛が起きてしまうこと
と、手術を受けることによって大きな傷跡ができてしまう恐怖との間で苦悩
し続け、治療選択を決めかねていたのです。看護師は訪室の度に話を聴く時
間を持つように努めました。そして、どちらも身体への侵襲が高い治療を受
けなければならないBさんの立場を考え、看護師はBさんの逡巡を共有する
ようになっていきました。このような状況のなかで看護師が大切にしたこと
は、Bさんがありのままの気持ちを表出できるように、できるだけ時間をと
もにすることでした。病室では、どちらの治療法も治療効果とリスクがある
こと、こちらの治療を選択するとこうなるというBさんとの対話を繰り返し、
看護師も治療選択のジレンマに苦しみました。

　医師から回答期限を先延ばしにしてもらった日が刻々と近づき、Bさんが
最終決定した決断は化学療法でした。治療は患者も理解していた通りの経過
をたどり終了しましたが、Bさんの予後は決して安楽ではありませんでした。

　このケースは、医療者側も解決の糸口が見つからず、葛藤が続いたケース
です。看護師もBさんへの対応に悩んだケースで、今でもその過程を思い出
しては、あれでよかったのか逡巡しているのです。

　これら3つの事例に見られるジレンマは、看護師が患者の置かれている状
況を考え、その人にとって最善の支援を目指そうとする過程において経験し
ているものです。逆に言えば、最善であろうと目指せばこそ、逡巡やジレン
マが生じるのです。

広義の徳としての洞察的技術

　もっとも、これらのジレンマのいくつかは看護技術の向上によって、ある程度、回避または軽減することができるかもしれません。例えば、最善の体位変換用枕は何か、胃瘻造設患者への食事のタイミングはどうかといった問題は、基本的には、技術的な問題です。そして、これらの技術は、ある程度、マニュアルによって伝達できるものでしょう。しかし、技術の中にはマニュアルではとうてい伝達していない高度なものがあるのです。

　例えば、日常生活援助のすべての支援が必要な【ケース1】の患者Aさんに全身清拭を行う場合を考えてみましょう。

　意思疎通可能な寝たきり患者の全身清拭を行う際には、基本的なケアの手順を基盤に、看護チームで検討された個別的な手順やケア方法に沿って行います。すでに述べたように、ケアマニュアルそのものには普遍性があり、マニュアルに従って行うことは、実施する看護師にとっても、患者にとっても負担が少なく、適切な所要時間でケアが行えたという安心感が得られるものです。また、日々行っているケア手順に従って行うことで、患者の皮膚がよい状態に保たれていることが確認できれば、よいケア提供ができているという評価にもなります。さらに、マニュアルに従って行うケアは、看護師自身も手順に迷ったり、悩んだりすることなく決められたことを進めていけるので、心理的負担が軽減されるというメリットがあります。

　ところが、【ケース1】の患者のように意思疎通不可能な患者の場合には、よかれと思って行ったケアでも、本当によいかどうか確証が得られないことになります。このような場合、看護師には、様々なデータを総合して、患者の状態を洞察する技術が必要になってくるのです。身体の角度による負担がないかどうかを推察したり、呼吸回数やその深さ、皮膚色などの患者の反応をしっかり見て、わずかな反応を感じとりながら進めます。こうした高度な技術は、マニュアル依存では体得できません。これは外見的な身体の異常の

有無を観察するだけでなく、ケア中の患者との反復的な関係を通じて患者の状態を洞察する高度な技術力なのです。このことを実践できている看護師は、マニュアル依存ではない、ケア技術の「徳」があると言えるでしょう。アリストテレスは「技術」を知的徳・倫理徳とは区別された「習慣」だとしていますが、その獲得方法は徳と同様です。ここでは、このような洞察を伴う高度な技術体得を広義の徳として理解しておきたいと思います。

　Ａさんの場合、こんなことがありました。

　Ａさんの手足の関節は硬直してかなり硬く、皮膚組織の弾力がまったくありません。これは筋肉の変性による固縮という状態であり、患者の手足はピンと伸びたままなのです。みずから動かすことや屈曲することができませんし、関節を動かすケアをしたくてもできる状態ではありません。呼吸回数は40回／分と多いですが、これは胸部の筋肉が固まり、十分に動かないために浅くなっている呼吸を補っているためです。血液中の酸素の状態を示す酸素飽和度の値は96〜100％で、十分な酸素の取り込みはできています。目を閉じて声をかけても反応が見られないことが多く、眠っているのか、それとも何か考えごとをしているのか、周りの看護師や面会者の話を聞いているように感じられる時もありました。

　そんなある日、これまでと同じように看護師２人で体位変換を行うためにＡさんの身体を横に向けようとしました。すると下肢がピクッと動いたのです。指に付けたモニターの脈拍が80回／分になって、いつもより約20回／分多くなりました。この反応によって、Ａさんが痛みを感じたということが分かりました。その後の体位変換においては、下肢がピクッと動く反応が見られない場合には、痛みを感じることなく楽に体位変換ができたことと受け止めました。痛くても言葉で反応ができないＡさんは、自身の身体を通してコミュニケーションをとってくれていたのです。

3. コミュニケーション力とジレンマ回避

日常生活援助とニーズの多様性

　看護師が患者に提供する日常生活援助技術には、食事、排泄、清潔、活動と休息の技術があります。食事は、食事の環境、食事介助の方法、誤嚥の予防などに関する技術です。排泄は、床上排泄、導尿、失禁のケア、その他ストーマ造設患者のケアなどに関する技術です。そして清潔は、入浴、清拭、口腔ケア、整容、寝衣交換などに関する技術です。また、活動と休息は、睡眠、体位、移動・移送、廃用症候群の予防などに関する技術です。これらの技術は看護基礎教育課程で修得する内容であり、学内の講義や演習、そして学外で履修する臨地実習によって、患者への看護経験を積みながら修得していく技術です。

　しかし、ケアの実践においては、手順や方法などについて基本的な看護技術ができればよいというものではなく、大切なのは、これらの技術が患者の意向や思いを汲んだ実践であるということでしょう。つまり、ケア実践は、つねに患者とのコミュニケーションを基礎として成り立つものなのです。ここに、コミュニケーション力の重要性があります。

　患者は様々な状況で様々なニーズを抱きます。患者が療養する際には、疾患や治療に伴う発熱のため、急に悪寒という、ぞくぞくとする寒気を感じることや、その後、発汗がみられる場合があります。このような状況にある患者は、今すぐに身体を温めたい、あるいは汗を拭いてできれば着替えをしたいと願うでしょう。また、気になる臭いに伴う吐き気を感じて換気をしてほしいと思う時もあります。安静療法により、部分的に痛みを感じ、少し身体の向きを変えたいと思うこともあります。療養期間が長い患者の場合には、病状の回復の兆しが見えず、受けている治療や病気に関する不安について誰かに聞いてほしいと思うこともあります。また、自分の入院によって、家族

がどのように生活しているのか気がかりになる場合もあるでしょう。このような多様なニーズを適切に汲み取るのがコミュニケーション力なのです。

情報収集手段としてのコミュニケーションと「声かけ」というコミュニケーション

　患者とのコミュニケーション力がとりわけ重要なのは、まず第一に、看護に必要な情報を得るために不可欠な手段だからです。ケア実践は、看護に必要な情報の収集に基づいて構築するものですから、コミュニケーションによって患者の生活背景や現在の症状、心情などについて知ろうとすることは大切なことです。とはいえ、ケースによっては、声をかけても反応がない患者と何を話してよいのかと困り、沈黙に気まずさを感じた経験者も多いことでしょう。なかでも看護師経験が1年目の新卒の看護師は、自分からどのように声をかければよいのか、何について声をかければよいのかと迷い、独り言を言っているようで羞恥心を感じるということもあるようです。もちろん、たとえ看護師としてのキャリアを積んでいても、その日の業務が多忙を極めている場合には、業務を無事に遂行することを優先し、患者の症状の確認など、次の勤務者に申し送るべき内容について確認するだけに留まってしまうこともあるでしょう。

　しかし、どのように多忙であっても、看護では、患者に「声かけ」をするということが大切です。多くの「声かけ」は、何らかの目的があって行われています。日常の看護業務では、患者に次の治療やケアについて声をかけ、心づもりができているかどうか確認することや、さりげなく声をかけて症状の有無や程度を把握することもあります。しかし、「声かけ」は、それだけではありません。患者と廊下ですれ違う際の「声かけ」や寝たきり患者のベッドサイドでの「声かけ」は、その時、その場の患者との関係性を保ったり、その場の空気を和ませたりという、単なる情報収集にとどまらない高度なコミュニケーション技術なのです。「声かけ」の本当の意義は関係性の円

消化にあると言うべきでしょう。

意思疎通不可能な患者への「語りかけ」

　さらに、「声かけ」よりも、いっそう高度なコミュニケーションとして「語りかけ」をあげておきたいと思います。看護師のなかには、意思疎通不可能な患者に自然な振る舞いで語りかけ、あたかも患者と対話をしているかのようにやりとりを繰り返しながら関係を持とうと心がけている人もいます。その看護師自身も意識した行為ではなく、周囲の目を気にして行っている行為でもありません。いつも自然体であり、その姿からは患者への思いやりや患者の存在を大切にしていることが伝わってくるのです。語りかけている内容は医療に関することなどの特別なものではありません。家族が持参した写真や置物、お守りなどを見ながら語りかけているのです。面会者や患者が好きな食べ物、世話をしていたペット、思い出のある場所などについて患者との気持ちの交流の時間をもてるように語りかけている看護師もいます。また、社会のニュースや明るい身近な話題について語りかけている看護師の姿もあります。みずから情報を得ることができない患者にとってはどのような情報も重要です。患者からの表出がありませんから、共感し同調してもらえる言葉は得られませんが、何気ないやり取りの中で患者が感じているであろうことをこちらから言葉にして返しています。一方通行で自問自答の会話のようにはなりますが、意思表示ができない患者との関係を大切にしているのです。

　その対応を見ている家族の表情も和らいでいますし、家族が看護師に感謝を伝えている様子から信頼を寄せているように感じられます。看護師は訪室のたびに、何がしか患者に語ることを通して患者との関係性を築こうとしています。それはなぜでしょうか。

言葉を超えたコミュニケーション

　このような看護師は、こちらから患者に反応がないように見える際にも、患者自身は聞いていると捉えています。あるいは、反応しているのかもしれないという患者の反応の可能性を願って語りかけています。患者は自分の存在を伝えるために、精一杯努力しているかもしれないからです。患者なりに返事をしていようとも、看護師がキャッチすることができないのかもしれないと、患者の力の可能性に期待して語りかけているのです。患者は語りかけられることによって、自分の存在が認められていると感じられるでしょうから、孤独を和らげることができるようにとの気持ちをもって語りかけるのです。そして患者が感じているであろうことを想像し、それに対して言葉で返すという、看護師と患者との間で関係性が保てるようにコミュニケーションをとっているのです。これは、言葉のやり取りで行われるコミュニケーションよりも、表現できない相手の心情を汲みながら行う思いやりの深い行為だと言えるでしょう。

　ところで、もし意思疎通がまったく不可能であることが明らかだとした場合、なおもその患者との関係性を大切にすることには、どのような意味があるのでしょうか。そこには「看護情報を収集する」という技術上の目的を超える何かがあると言えるのではないでしょうか。筆者はここに患者の尊厳の問題を見たいと思っています。

　しかしその前に、もう一つ、ジレンマ回避の最有力手段とされている、近年の医療倫理の主流をなす原則主義について言及しておきたいと思います。

4. 原則主義によるジレンマ回避の可能性

医療 4 原則とその限界

　看護において倫理的ジレンマに直面した場合、普遍妥当的な倫理原則を当てはめようとすることがあります。一般的によく知られているのは、トム・L・ビーチャム（T.L.Beauchamp）とジェイムス・F・チルドレス（J.F.Childress）によって提唱された医療 4 原則です［宮坂、2016：47-49］。この原則は、「生物医学研究ならびに行動科学研究における被験者の保護に関する国家委員会」（1979 年）の「ベルモント・レポート」という研究倫理の文書をもとに、両者によって、研究のみでなく、臨床での意思決定を含めた医療全般の問題に適用できるものとして組み立てられたものです。

　4 原則とは「自律尊重原則」「無危害原則」「恩恵原則」「正義原則」です。なかでも最も重要な原則は、「自律尊重」で、この原則は、患者が自分で考えて判断する自己決定を尊重しなければならないという原則です。「無危害」は、患者にとってリスクや危害となるようなことを行うべきでないという原則、「恩恵」は、仁恵あるいは善行とも言い、患者にとって恩恵となることを行うべきであるという原則です。「正義」は、公平・公正という意味を持ちます。倫理的問題を解決するために、この原則に頼るというこだわりを持てば、常に正しい判断が可能となるという考えです。

　しかし、原則を機械的に適用することで、看護実践上の問題に明確な解決が与えられるかと言うと、そういうわけではありません。例えば、遷延性意識障害により意思疎通が困難な患者の場合には、患者に自律性を求めることがそもそも不可能です。ですから、患者の価値観を汲んで自己決定を支援することもできないのです。

　そもそも患者の同意を得るためには、患者が適切な情報提供を受けていることが必要ですし、他者からの強制がなされていないことが大切です。しか

し、意思疎通が困難な患者は、これらの要件を満たさないまま、医療者の業務計画に沿って生活支援を受けるほかありません。

　無危害や恩恵についても、原則主義だけで解決するのは困難でしょう。危害を与えないこと、恩恵を与えることはもとよりですが、それが患者にとって危害になっていないか、恩恵になっているかを確認することが困難だからです。そもそも、ケアリング・ジレンマは、どんなささいなものでも単なる原則適用では解決できません。原理・原則の演繹的適用では、個別具体的な情況が捨象されてしまうからです。「危害」を与えず「恩恵」を施すという原則には誰も反対しないでしょうが、そもそも何が「危害」になり、何が「恩恵」になるのかは総合的な情況判断からしか導き出せないのです。

　看護師の徳が求められるのはまさに、このような時でしょう。患者との反復的な関係性のなかから微細な反応に患者の心情を洞察する高度な技術的徳や、共感・畏敬の念などの倫理的徳、さらには総合的に最も適切なケアプログラムを構築する知的徳などが求められます。むろん、意思疎通困難あるいは不可能な患者の例は、看護師の徳が問われる典型例ですが、よりいっそう一般的に言えば、看護師が日常業務で直面するケアリング・ジレンマのすべてにおいて徳は必要です。

　加えて、マニュアル主義や原則主義では、看護師にとって大切な、患者への共感や共苦の情が、しばしば欠落するということも指摘しておかなければなりません。

原則主義に欠落したもの

　【ケース3】にもう一度戻りましょう。

　ある日のこと、主治医から、化学療法か手術療法かの治療選択を迫られていたBさんは、看護師が病室に検温に行くと、ベッドに座り、背中を丸めて窓の外をぼんやりと見ていました。名前を呼んで声をかけると、振り向いた顔は悩んで疲れ果て、涙ぐんでいます。以前から、そのようなBさんにどの

ように声をかけてよいか悩むことが多くありました。彼女に何かできたという自負はありませんが、気にかかる患者のそばにいる時間を大切にし、苦悩を分かち合う対応を通して関係を深めていくことはできたと思えるのです。それは、看護師がＢさんから気軽に名前で呼んでくれる存在になれたからです。Ｂさんは身寄りがあっても縁が薄く、身近に本音を言える人がいませんでした。このことは、当時の若いＢさんにとって、とても辛い問題で、看護師もＢさんが悩んでいる様子を見ていて本当に辛かったのです。きっとＢさんは、看護師さんというよりは、もっと自分にとって身近な存在であってほしい人を求めていたのだと思えてなりません。看護師は、名前で呼ばれることを通じて、Ｂさんとの距離が近くなったように感じられ、とても嬉しいことでした。Ｂさんにとって、看護師である以上に、一人の人としての存在であったように思えたからです。このような関係がもてるようになり、看護師も少しはＢさんの力になっているのだろうかと思う一方で、時間だけは刻々と過ぎていくことを恐ろしいように感じていました。いつまでＢさんが受け持ち看護師を名前を呼んでくれるのだろうかと……。

　それは内心、心配で心配で仕方がなかったのです。Ｂさんが化学療法を選択して３か月後、それは現実となってしまいました。日に日に全身の浮腫が増し、Ｂさんの意識は薄らいでいきました。そのようななかで、何とか生きようと最後の力を振り絞っているように見えるＢさんを看ることはとても辛いものでした。最期を迎えてしまうまで、Ｂさんは悔しかったと思います。Ｂさんは、がんばり抜いて最期を迎えました。自分が置かれた状況の中で、短い人生を生き抜いたように思います。

　Ｂさんとの出会いは今でも思い出され、当時の私でも、もっとよい対応ができたのではないかと思い出すたびに悩みは尽きません。Ｂさんは治療選択に悩む言葉を表出していましたが、その他のことについては言葉を発することがほとんどありませんでした。看護師は治療選択に悩むＢさんというように決めつけて傍にいたことになるかもしれません。もっといろいろな声を聴

くことができるように向き合えなかったのでしょうか。もっと看護師にしてもらいたいことがあったに違いありません。Bさんは看護師が手を差し伸べてくれることを期待していたのに、死を目前にみつめたBさんの心情を理解するには程遠い存在であったかもしれません。

　看護師はみずからが経験したことでしか対応できないという弱さを実感します。しかし、患者とともに悩むことを通じて、看護師は患者と多くの感情を共有し、いまだ経験したことのない領野を垣間見ることができるのです。そして、それは患者が、文字どおり、命を懸けて教えてくれる、生きることの「尊厳」です。

5. 看護師に必要な徳

いのちの尊厳

　看護職の使命は医療の補助でもなければ、単なる患者のニーズ充足でもなく、患者の尊厳と向き合い、これを守り抜くことにあります。

　筆者は、この「尊厳」という言葉を、いのちの「尊（とうと）さ」と「厳（おごそ）かさ」とに分けて考えたいと思っています。実は、【ケース3】で紹介したBさんには夢がありました。それは「看護師になる」という夢でした。しかし、その夢は無情にも病によって奪われてしまったのです。

　看護師はBさんの夢に少しでも添いたいと思い、彼女に白衣を着てもらいました。入院した頃は、標準サイズの白衣で十分な体型でしたが、見送りの日はさらに大きいサイズの白衣を着てもらうこととなりました。それは先輩看護師が慌てて用意してくれたものでした。思わず着られてよかったと笑みがこぼれたことを憶えています。白いストッキングを履いてもらいましたが、ナースシューズは残念ながらBさんのむくんだ足に合うものが見当たりませんでした。そうしているうちに同僚が慌てて白いチューリップの花束を持って駆けつけて来て、ストレッチャーの上で横になったBさんの胸元に

そっと置いてくれたのです。今でもその光景を思い出すたびに涙があふれます。あの光景は、20年以上を経た今でも私の記憶から薄らぐことはありません。思い出すたびに、今だったら何歳なのかな？　どんな看護師になっているだろうか？　と思いを巡らします。あれだけ治療に懸命に向き合ったのだから、本人は悔いがないでしょうか、治療に伴う吐き気や嘔吐、脱毛に全身の倦怠感、死を迎える覚悟、もう頑張りすぎたから楽になってよかったと思わざるを得ない最期の1週間でした。

　看護師は、このような、いのちの 儚 さや死の無情さに接することが少なくありません。そんなとき、看護師は敗北感を味わうことさえあります。しかし、そうであればこそ、その儚さのなかに、いのちの「尊さ」を感じ取ることができるのです。もし、人間があらゆる病に負けない存在で、永遠に不死身の存在だったとしたら、私たちは敗北を経験することはないでしょう。しかし、そのかわり、いのちの「尊さ」を知ることもできなかったのではないでしょうか。尊厳という価値は失われゆくものにこそ見出される価値なのですから。

　しかしまた同時に、私たち看護師は、いのちの儚さや死の非情を乗り超え、懸命に夢を追い、生きようと輝き続ける患者たちの姿に感銘を受けることがあるのです。それは、いのちの「 厳 かさ」。かつて、パスカルも述べたように、人間はどんな悲惨や絶望にあっても、なおもそれを乗り超えようとする計り知れない勇気を持った存在なのです。そんな光景に接したとき、私たちは厳粛な気持ちを抱くでしょう。このように、「尊厳」という言葉には、人間の最大の弱さと最大の強さとが込められていると、筆者は考えています。看護師の真の使命は、患者のいのちの尊厳に正面から向き合い、その輝きを支え続けることではないでしょうか。

　看護師の備えるべき徳がこの使命と無関係でないことは言うまでもありません。それどころか、必要な諸徳は、この使命からおのずと演繹されるものであるでしょう。

看護師の徳

　徳とは、習慣付けによって後験的に獲得された、その人の人柄や品性、個人の持つ一貫した行動傾向や心理的特性のことです。看護師がひたすらマニュアルをこなすロボットでない限り、その行為にはその人の人柄が表出しているものなのです。このことをギリシャの哲学者アリストテレスは、「その人の性格は、その人の行動の結果である」と言っています。個々の行為に各人の人柄＝特性が表出するのは、徳が習慣付けによって体得されるものだからです。この点について、アリストテレスは「習慣はあたかも自然の如し」と述べています［皇、1976：59］。たとえば、自転車に乗る練習を考えてみましょう。最初は上手くできなかったことも練習の積み重ねによって、やがて手順を思い出さなくても自然に乗れるようになるものです。そこまでくれば、自分でもどうやって自転車を操っているのか説明できなくなってしまいます。これが習慣付けによって「第二の自然」を獲得するということです。徳とは、このような「第二の自然」なのです。

　では、看護師の徳とはどのようなものなのでしょうか。あくまで、筆者の経験に基づくものですが、看護師には次のような諸徳がとくに求められると考えています。

① 　人のいのちの「尊さ」と、いのちの「 厳 かさ」に向き合う「尊厳」

② 　ケア技術のマニュアルを超え、情況適合性のある判断を発見する「賢慮」

③ 　自分の感情や周囲の状況に翻弄されない「自制心」

④ 　すべての人に公平に接する「正義」

⑤ 　患者の苦しみを深く理解し、共有する「共感」

⑥ 　相手の幸福を考え、見返りを求めない「奉仕」

⑦ 　常に誠意ある丁寧な気遣いを心掛ける「誠実」

⑧ 　患者の病状を受け止め、患者から逃げない「勇気」

　では、これらの徳について、看護の状況を踏まえながら述べていきたいと思います。

尊厳の徳

　①　人のいのちの「尊さ」と、いのちの「厳かさ」に向き合う「尊厳」

　すべての人は一回的で、代替不可能な生を生きています。病気などで、人によっては、人生に長短があるでしょうが、それは、いのちの本質的ありようとは何の関係もありません。一回的で再生不可能な生を生きる者同士が、その弱さと逞ましさを互いに認め合い、畏敬のメッセージを与え合う徳が「尊厳の徳」です。

　【ケース3】で紹介したBさんの夢に、看護師は少しでも近づけられるように努めました。辛い記憶ですが、Bさんが治療と懸命に向き合い、夢を追って、生きようとされた姿にいのちの「厳かさ」を感じるのです。いのちの灯の火が揺らいだり、小さくなってゆく姿に厳粛な気持ちを抱きます。死を通して患者は、私たちにいのちの尊厳を教えてくれるのです。

　たとえ、まったく意思疎通ができない状態にあっても、患者は何かの物や人形ではなく、代替不可能な生を生きる人間であればこそ、看護師は患者に語りかけ、畏敬のメッセージを送らずにはいられないのです。亡くなられた患者に対しても、私たちは、いのちの尊厳を教えてくれた患者に尊厳のメッセージを送り続けるでしょう。

　もっとも、尊厳のメッセージを送り合うことは、死に直面した場合ばかりではなく、日常生活の中でも行われていることです。ケアするとは、広い意味において、「私はあなたを単なる道具や人形のようには見てはいない」という尊厳のメッセージを送ることだからです。「互いにケアを与え合うことの実践が尊厳という価値を生み出し、この価値を相互に確認し合うことが、また新たなケアの実践を引き出すという循環が私たちの社会には見られ」ます［葛生、2011：iv］。患者へのケアを繰り返すことで関係性は深化し、看

護師は患者の持つ多くの尊さや厳かさに気づかされていくのです。

賢慮（フロネシス）の徳

②　ケア技術のマニュアルを超え、情況適合性のある判断を発見する「賢慮」

アリストテレスによれば、「賢慮」は実践的叡智（practical wisdom）であり、観想的な知恵や叡智を意味する「ソフィア」とは区別されます。また、賢慮は中庸を守る特性ともされ、判断のバランスを大事にした実践的な知を指しています。このことから、看護の専門職に必要な賢慮とは、「患者が置かれている個別の状況から、専門職としてなすべき最適な行為について経験的・総合的に判断し、かつ、これをあらゆる所与の条件を均衡的に勘案した判断へと高めることのできる力」と定義できるでしょう。

ケアの対象や内容によって、その場で求められる徳性は異なります。急変した患者の救命にあたる際には、とくに医学的知識を基盤とした看護の技術力が求められるでしょう。看護師の迅速な対応が必要ですから行動力もなければなりません。つまり、ケアチームの中で、状況を見ながら自分の立場やなすべきことを見極めて、自分の意志により行動を起こすことです。急変の場においては、患者の救命を優先しますので、知的卓越性・技術的卓越性が求められます。

これに対して、患者の状態が安定すれば、「やさしさ」や「いたわり」などの倫理的卓越性が求められるでしょう。このように、個別の状況に応じて、特性の優先順位を整序することも賢慮の徳だと言えるのです。

自制心の徳

③　自分の感情や周囲の状況に翻弄されない「自制心」

看護師には、ジレンマに悩みながらも起きている現象を冷静に見ること、そして、自分の感情や周囲の状況に流されない自制心が必要です。

　もちろん、患者の反応に確証がもてないことは辛いものでもあります。このことによって看護師は、患者に行なったケアが本当によかったのかどうかと思いを巡らせ、ケアの限界を感じたり、時には落ち込むことがあるものです。実際に、ケア後、あるいはその後、年月を経ても想起しては悩むことがあるのですから。患者にとってどのような対応が最善だったのか、患者の立場に立って考えようとすればこそ、迷いは避けられないことなのです。そうであればこそ、そうした迷いに翻弄されず、自身の感情をコントロールしながら冷静に向き合う必要があるのです。

　日常の業務のなかで、いつも誰に対しても穏やかに対応することのできる看護師は、自分の感情の起伏を冷静に客観視し、自己制御できる習慣的な力、つまり自制心の徳を身に付けていると言えるでしょう。

正義の徳

　④　すべての人に公平に接する「正義」

　一般に、善は個人的態度にかかわる道徳的なものであるのに対して、正義は対他的関係の規律にかかわる法的な価値の意味合いが強いとされています。しかし、看護師に求められる正義は法的正義ではなく、情況適合性に則した正義です。これは、「衡平」（equity）とも言われます。Equity は、各人の特殊性に応じて配分することです。

　看護業務は、その特殊性ゆえに、情況に則したものでなければならないのです。ですから、患者の必要度に応じたケアや、ケアの所要時間においても、個々の患者の情況に合ったものでないと公平であるとは言えないのです。

　すべての患者に公平に接するには、情況適合性の判断ができる賢慮、常に公平さを心がける自制心や、誠実などの倫理徳とともに、どの患者にも公平に対応ができる正義の徳が大切なのです。

共感の徳

⑤　患者の苦しみを深く理解し共有する「共感」

　看護師は患者が置かれている状況において、感情を共有することが大切です。もちろん、看護師が患者の気持ちを傾聴することは、当然のことのように感じるかもしれません。しかし、患者に対応する際、患者の気持ちを聞くことよりも先に、看護師が一方的に、症状の有無や程度について確認するような言葉がけをしていることはないでしょうか。看護師が患者の症状や程度を確認することは、患者にとっても重要なことですが、患者が望んでいることは、ほかのことにあるかもしれないのです。

　例えば、この先の病状の経過、治療の効果、夜間の排泄に対する悩み、同室者との関係、入院に伴う家族の生活に対する悩みなど、患者個々に抱えている思いは様々なことがあるのです。ですから、看護師は、患者が今、最も気になっていることや困っている心情を受けとめる姿勢が必要ではないでしょうか。看護業務を遂行することを目的とした言葉がけ以上に、患者が納得し、満足できるような、共感が必要です。痛みが強かった患者の表情が和らいでいるように感じられれば、「痛みが軽減してよかったですね」という言葉がけや、治療の効果が明らかでないことに苛立ちや不安を感じている様子が感じられれば、「身体が楽にならなくて不安でしょう。今使っている薬について主治医から説明してもらいましょうか」と、患者に安心してもらえる配慮が必要です。家族に会いたくてもなかなか実現できなかった患者にやっと面会があり、患者から気力が増したという思いを聞いたのであれば、「今日は、会いたかったご家族にやっと会えて本当によかったですね。今まで寂しかったでしょう」というように、患者の気持ちを察していることが伝われば相互の関係性も深まります。看護師が共感することに価値を置くことによって、思いが患者に伝わり、患者は看護師が自分のことを気にしてくれていると感じられるのではないでしょうか。言語的あるいは非言語的コミュニケーションができる患者の場合には、このような対話が可能です。

　共感は、患者の苦悩を分かち合い、最善のケアのありようを考え、実践に結びつけられる看護の原点です。共感に関する歴史的な背景をみますと、古代大乗仏典の代表作『維摩経』に「一切衆生病をもって、是の故に我も病む」という維摩居士の有名な言葉が出てきます。菩薩は病に苦しむ者の苦しみを共有するものだという意味です。

　古来、医療従事者の働きの原点は、病に苦しむ者の苦しみに共感し、辛さを共有することにあったと言ってよいでしょう。看護師は日常業務のなかで、たえず、痛みを感じていないか、安楽が保たれているかどうかなどを気遣いますが、こうした気遣いも、その原点に、患者の苦しみ・辛さへの共感があるからに他なりません。

　ノディングスはこれを没入（engrossment）と呼び、ケアの原点と考えました。もちろん、他者の苦しみや辛さに共感することは、ある意味において、人間の自然本性に違いありません。仲間への思い遣りこそが人間社会を今日まで存続させてきたものだからです。しかし、また一方で、ハーローの古典的研究が示しているように、この共感能力は習慣付けによって顕在化させ、強化してゆく必要があるのです。人は愛される経験を通じて愛することを学ぶように、共感される経験を通じて、他者に共感することを学ぶ動物だと言ってよいでしょう。その意味において、共感は習慣付けによって体得される倫理徳の一つであると言うことができるのです。

　また、共感は、他の徳を支える基層的な徳だと言うことができるでしょう。英語には「相手の靴を履く」（put yourself in someone's shoes）という言葉があります。「相手の立場になって考えてみる」という正義の徳のありようを示したものですが、そもそも「相手の靴を履いてみよう」と思うためには、想像力と他者への共感能力が必要なはずです。

　しかしながら、また一方で、過度の共感には自己喪失を起こすリスクがあること、とりわけ看護師の過剰な共感が「感情労働疲れ」を起こす危険があることが指摘されています。ノディングスの「没入」が批判されたのも、ま

さにこの点でした。

　このような自己喪失に陥らないためには、自制の徳や賢慮の徳など、知的徳による適切なコントロールが必要だと考えられます。看護師の徳は、どれか一つを突出して持っていればよいというものではなく、バランスよく保持していることが大切なのです。

奉仕の徳

　⑥　相手の幸福を考え、無償で最善を尽くす「奉仕」

　啓蒙思想家のジャン・ジャック・ルソーは、人間には本来、「憐憫」（pitié）という、他者に共感し、見返りを求めない利他行動を促す自然本性的感情が備わっていると考えました［葛生、2011：119］。ルソーの言う自然状態とは、人々が何も私有化していない状態であって、相手を不憫に思う憐みの情「憐憫」を発揮し、人々の間には不平等もなく、相互に配慮し合う状態というものです。この状態は、相手に見返りを求めて何かを行うことでなく、無償の愛によるものです。

　ルソーの言う自然状態はともかく、他者への憐みの情は、自然本性的に備わっていると言ってよいのではないでしょうか。他者への奉仕は、この情に基づいてなされる、見返りを求めない行為です。人の成長過程においても奉仕の機会はあるものです。家族について考えてみますと、夫婦は家庭が円満になることを願い互いに心を配ります。子どもに食事を用意するだけでなく、教育し、ともに遊び、働くことによって、子どもに奉仕しています。また、子どもは家の家事を手伝い、家族の世話をするなど、何がしか自分ができることを見つけて助けることによって奉仕しています。親も子も、互いに心から家族のために尽くしているのではないでしょうか。家族という社会の最小単位から周囲の関係をみてみますと、友人や隣人、居住地の地域の人々、時には見知らぬ人にも奉仕をする機会がたくさんあるものです。困っている友人から相談を受けた時には、相手の心が落ち着くまで話を聞いているので

はないでしょうか。予期せぬ雨によって登下校中の子どもたちが困っている時、傘を差し出してあげることもあるでしょう。手荷物が重く、足元がふらついて自宅にたどり着けそうにない高齢者に声をかけることもあるでしょう。これらの奉仕は、何かの見返りを期待して行っているのではなく、無意識の中で自然に行っていることです。これもまた、習慣付けによって「第二の自然」として体得される徳の一種なのです。

　看護師という職業は、患者が少しでもよくなることを願って最善を尽くそうとします。この行為は、法的には契約関係に基づくものですが、患者と看護師との人間関係においては、決して相手に見返りを求めているわけではなく、奉仕の徳に基づいています。

　看護師は患者のベッドサイドに何度も行きます。当然、検温でバイタルサインのチェックや症状の確認、ケアなどを行う必要があるからです。必要なことが終われば次の患者の病室へ移動します。一方で、看護師によっては、ベッドサイドを離れる際に、何か一つ「プラス one 行為」を心がけている人がいます。例えば、寝たきり状態にある患者の頭の枕の位置を整える、髪の毛を整える、患者の気持ちを引き出すような声かけをするなど、様々です。こうした、ささいな配慮のうちに、奉仕の徳の原点を見ることができるでしょう。

　病院以外に目を向けると、看護師は大規模自然災害発生時に現場に赴き、看護支援活動を行う場合もあります。被災した看護職の心身の負担を軽減し支えるよう努めることや、被災地で適切な医療・看護を提供する役割を担うものです。これには、少なくとも看護師自身の心身の健康や看護師の家族への心理的負担などの犠牲が生じますので、奉仕の精神がなければ行動が伴わない分野でもあります。「憐憫」を感じるからこそ、他者の利他性や幸福を願い、被災地へ赴いている看護師が多いのではないでしょうか。このように、看護師は、いかなる環境であろうと、人々の健康の維持が保てることに思い

を寄せているのです。

　また一方で、看護師の奉仕の精神が大きくなればなるほど、自己犠牲も大きくなるのではないでしょうか。自己犠牲が大きくなれば、その分、自分の周囲には、知らず知らずのうちに負担を掛けているかもしれません。仕事を継続していくためには、このことを認識し、身近な人々への気遣いが大切でしょう。

誠実の徳

　⑦　常に誠意ある丁寧な気遣いを心掛ける「誠実」

　看護師は、患者に明確な反応がなくても、声かけや語りかけを行います。看護師には患者から何がしかを感じ取り、患者の思いに添いたいという気持ちがありますし、患者が自分の存在を伝えようと精一杯努力しているかもしれないと考えるからです。あるいは、患者の全身を見ながら、看護師に気づいてほしいことを伝えたくても、表現できないために看護師側が受けとめられないでいるかもしれない、などと考えるからです。患者に丁寧に向き合おうとする姿勢は、一人ひとりの個別の健康状態に向き合い、その場や状況においての最善を尽くしてきた看護経験の積み重ねによる習慣付けによって、身につけられている誠実の徳の一つと言えるでしょう。

　誠実さは、相手の期待や信頼を裏切らないことです。患者や同僚とのやりとりでは言葉に責任をもつことが信頼につながることにもなるでしょう。また、丁寧に向き合うという点では、互いに敬語を使うこと、患者を名前で呼ぶことなどが考えられます。

　しかし、誠実に努めようとすることが、決してすべてうまくいくとは限りません。看護師は患者の価値観とのずれが生じやすいからです。患者から苦情が発せられれば、感情が揺れ動くこともあるでしょう。そんな時に、日ごろから誠実である人は、患者の気持ちを優先し、起きている状況に冷静に対処するでしょう。患者が感じていることや思いに届く看護をしていくために

は、患者の感情を推測し、何をどのようにすることが患者にとって最善であるかということについて考え、判断したことを行動に移すことが必要です。患者を思いやる気持ちが大きいという認識だけでは、患者は救われないでしょう。共感する気持ちをもって行動に移すことが重要であると考えます。看護師は不快感や苦痛のある患者に、できるだけ早急に対処することを考えますが、患者を思う気持ちだけでは解決されませんし、患者は満足を得ることができないでしょう。このことに加えて、行動に移す際の個別対応が必要になることも忘れてはいけないことでしょう。例えば、ケア技術の場面から考えてみたいと思います。一般的に、看護師自身が良い実践として修得しているケア技術であっても、患者のことが少しずつ分かってくると目の前の患者には個別の技術が求められているということに気づいていきます。また、行ったケアが患者にとってどのような効果があったのかということについては、意思表示が十分できないケースでは、患者の個性とその時の状況を汲み取り、患者に伝わるように語りかけ、反応を見てケアの成果を判断する必要があるでしょう。このようにして患者に丁寧に向き合ってきた日々の積み重ねが、個に添ったケアを可能にしてくれるものとなります。また、看護師が一人ひとりの患者をしっかり見て、可能な限り患者の心情に添っていこうとすることは、看護師の独善的な行為を回避する機会にもなるでしょう。

　看護師が患者に誠実であるためには、真面目で熱心な意味を指す真摯であるということだけではなく、患者に、まごころをこめて看護するという意味の忠実であることも必要でしょう。看護は、自分の利益や欲求を満たすことを考えて行動する私利私欲はなく、利他の心によって善の行為がなされるものです。患者がどのような状態にあっても、患者の心情を汲んだ思いやりのある誠実な言葉を選択できる素養をもち、患者の心情を擦した、丁寧な気遣いを心掛けることが大切でしょう。誠実は看護師には、共感の徳とともに、最善の状況判断ができる賢慮の徳、その場の状況や感情にゆさぶられない自制心の徳が備わっていると言えるでしょう。

勇気の徳

⑧　患者の病状を受け止め、患者から逃げない「勇気」

　患者が回復の見込みのない重篤な場合には安易な言葉がけをして逃げるのではなく、病状を受け止め、患者に正面から向き合うことが優しさです。その優しさには、患者と病気の辛さを分かち合う勇気、可能性を信じ、諦めない勇気があるでしょう。患者がどのような状況であっても真摯に向き合うことは、誠実の徳とともに看護師が持つべき勇気の徳です。

　勇気に欠けるとき、看護師はその場限りの気休めの言葉や返答をしてベッドサイドから去ってしまうかもしれません。勇気は、いかなる状況にある患者とも真摯に向き合おうとする看護師の誠実さにとって必要不可欠な徳だと言えるでしょう。

　現代倫理学の主流は、義務論と功利主義です。義務論も功利主義も、与えられた状況で何が善い行為かを論じるものですが、日常の看護業務にとって重要なのは、無限に多様な状況の中で最も適切な行為を選択できるのは、どのような人かということです。これこそ徳倫理に他なりません。海外では、こんにち、看護倫理における徳倫理の注目度は高まってきていますが、日本では、現在まで看護倫理はおろか、徳倫理自体がそれほど活発に論じられてはいません［小林、2014：5］。しかし、徳倫理によるケアリング・ジレンマ打開の可能性は、義務論に基づく原則主義の限界や功利主義の限界を見極めれば、いっそう期待が高まるのは当然です。日本でも、活発な議論がなされるべきでしょう。

6. おわりに

　看護師が逡巡することは避けられないものです。それはジレンマを伴う職業だからです。とはいえ、逡巡しない看護師よりも、逡巡する看護師の方が人間的にも専門職としても、はるかに成長のチャンスに恵まれていると言うことができるでしょう。この逡巡を単なる堂々巡りに終わらせない力が「看護師の徳」というものです。

　徳は、看護行為を遂行していく際に「第二の自然」として、その人を適切な判断に導いてくれます。これからの看護教育に必要なのは、マニュアル順守の徹底化や規範適合性の強化ではなく、いかなる状況においても、情況適合性のある最善の看護が選択できる（徳の豊かな）人を育てることでしょう。そして、そのためには、他者の痛みへの感受性や、他者の身になって考えることのできる想像力など、広い意味での人格教育もまた、看護教育にとって不可欠な一環だと言わなければなりません。

　最後に、徳は善い看護を希求する看護師であれば、今、この時点からでも育成可能であることを述べておきます。

（塩見和子）

参考文献
・葛生栄二郎（2011）『ケアと尊厳の倫理 初版第1刷』法律文化社
・皇　至道（1976）『徳は教えられるか』御茶の水書房
・ノートルダム清心女子大学人間生活学科編（2016）『ケアを生きる私たち』大学教育出版
・宮坂道夫（2016）『医療倫理学の方法 ── 原則第3版・ナラティヴ・手順』医学書院
・小林道太郎（2014）『看護倫理の徳倫理アプローチに関する文献サーベイ第4巻』大阪医科大学看護研究雑誌

第2章
権利擁護活動の実態とその徳倫理的深化
― 権利擁護から尊厳擁護へ ―

1. はじめに

　本章のテーマは「権利擁護」です。こんにち、福祉のみならず、医療、司法、教育の分野で「権利擁護」は、多様な文脈で用いられるようになってきました。しかし、「権利擁護とは何か？」と尋ねると意外に分かりにくく、人権擁護との混同や成年後見制度と答える方もいます。高齢者や障害者の文脈では、英語での「代弁」を意味する Advocacy（アドボカシー）として広く使用されていることもあり、大雑把に言うと、権利主張の困難な方に代わって権利を代弁することだとも言えるでしょう。

　しかし、日本では「権利」と聞くと、利己的な意味を含んだ言葉として捉えられやすいと言われています。従来から日本人は「権利を主張する」ことに消極的で、「自己主張するよりも調和を重んじる方が大事」とする風潮があるとも言われています。西欧語の権利（right［英］；ius［ラ］；droit［仏］；Recht［独]）は、本来、「正しさ」を意味する言葉ですから、各人に各人の利益が正しく帰属することにほかなりません。ここに、欧米での権利がもつ言葉の意味やニュアンスとは異なるところがあるのではないでしょうか。

　一方で、福祉とは何かと尋ねると、「高齢者や障害のある人を助けてあげ

る」と、何か特別のようなことのように思われる方もいます。従来からの特定の人を対象とした援助（assistance）としては、間違いではないと思います。しかし、福祉（welfare）は、英語の well（行く、乗車賃）と fare（旅）からなり、「平穏無事な人生行路」[糸賀、1968：66-67]とも言われています。また、漢字の「福」も「社」も、どちらも「幸せ」や「豊かさ」の意味を示しています。中国語では、同じ意味の漢字を2度繰り返すことにより、言葉の持つ意味を強化することがあるためでしょう。近年の福祉では、「みずからが望むライフスタイルの実現」との意味合いを持つウェルビーイング（well-being）として福祉は論じられるようになってきましたが、これも「幸せ」や「豊かさ」が人によって多様である以上、各人の望む多様なライフスタイルの実現が求められるためにほかなりません。

　この二つをまとめてみますと、つまりは、福祉における権利擁護とは、「豊かで幸せな人生行路を進むために、各人に各人の乗車賃を正しくお渡ししたり、かわりに受け取ってあげたりする仕事」だと言えるでしょう。

　しかし、「幸せ」とか、「豊かさ」といったソフトなイメージとは打って変わって、権利擁護の概念は、ひとたび制度化されると、法概念としての「権利」が存在し、これに対応する「義務」を規定したルールが成立していきます。つまり、義務論の枠組みに取り込まれていきます。同じく、「福祉」も制度化された「社会福祉」となると、すべての人の最低限の幸福保障（最大多数の最大幸福）とソーシャル・サポートを提供するシステムになっていきます。こちらは功利主義的な福祉経済論に取り込まれていきます。これら2つの系譜は、価値や手段に基本的な違いと限界がありますが、1980年代からのポスト福祉国家の新潮流は、一見矛盾した権利擁護と社会福祉を密接に合流させていきました。

　社会福祉は、かつての救貧的な援助ではなく、ウェルビーイングとしての生き方や自己選択・自己実現（自分らしく生きていく）を可能とする権利問題として、論じられるようになっていきました。1990年代後半になると社

会福祉基礎構造改革により行政の「措置」から市場原理を前提とした「契約」へとパラダイム転換が行われていきます。同時にこのことは、権利擁護にスポットライトが当てられる契機となり、こんにちの社会福祉施策に大きな影響を与え続けています。例えば、社会福祉政策での利用者契約の走りとも言われる2000年の介護保険制度の施行、その制度を成り立たせるための成年後見制度の成立にみることができます。さらに、2013年の国連障害者の権利条約の批准により、障害者施策は「保護の対象」から「権利の主体」への転換をみることができます。

　以上が、権利擁護と福祉との関係についての概略ですが、このような中で、いま、権利擁護にはどんなジレンマがあるのでしょうか。

2. 権利擁護が関心をもつこと

擁護活動の深化の必要性

　こんにちの福祉課題としての権利擁護活動が必要な権利侵害の例としては図1があります。これらの権利侵害行為は、周囲（家族、親族、地域など）からの抑圧というかたちを取ります。森田ゆりは、図2にあるように周囲からの否定的なパワーを「外的抑圧」と名付けています。外的抑圧は自らが持つエネルギーによって跳ね返すことも可能ですが、継続的に外的圧力に晒され続けているうちに間違っていることも正しいと思う「うそ」を信じ、いつしか「うそ」を受け入れてしまいます。例えば、外的抑圧による「うそ」の受け入れは、「私にはどうせできない」とか、「自分さえ我慢すれば」などといった自信の喪失やセルフエスティームの低下などのネガティブな自己（セルフ）に支配されていきます。この否定的なパワーを森田は「内的抑圧」と名付けています。[森田、1998：18-22]。内的抑圧を抱えた厳しい絶望的な状況に陥っていくと、「自分さえいなければ」などと自己の存在自体を否定しはじめ、究極の権利侵害とも言える「自殺」という事態を招くことさえ

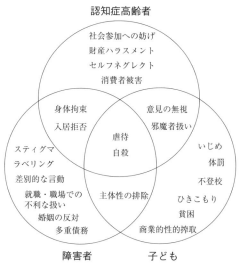

図1　福祉課題としての権利侵害（例）

（筆者作成）

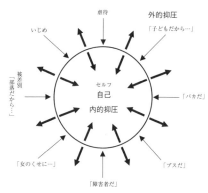

図2　否定的パワーの構造

出典：森田ゆり（1998）『エンパワメントと人権』

あります。このように考えていくと、権利侵害への援助は、専門職により内的抑圧を引き起こしている要因（外的抑圧）を除去していき、誰もがもつ自己実現への機動力の再生や湧活（エンパワメント）、個性や個人が持つ強み（ストレングス）を最大限に発揮していく自立促進が必要なのだと考えられます。

　一方で、寝たきりで意思疎通が困難な人、病気で余命わずかの人をはじめ、認知症や高齢などにより支援（support）を必要する場合があります。そのようなとき、世話をする、大切にする、関心、配慮、気遣いを意味す

る「ケア／ケアリング」が重要視されてきます。エンパワメントとケアとは、言い換えれば、本人主体の「自律」と思い遣りの「世話」との緊張関係ですが、いずれも権利擁護活動の関心事であることには変わりありません。両者に共通する価値の根底には、年齢や性別、障害の有無にかかわらず、「人間の尊厳」（序章参照）を重視した社会の実現に権利擁護活動の価値があるのではないでしょうか。

　本章は、これまでの権利擁護活動のあり方や価値を批判する意図はなく、リベラルな価値観（序章参照）に依拠した権利擁護は、本書が目指す徳倫理（序章参照）に依拠した擁護活動へと一層深化する必要があると考えています。なぜなら、もし、権利擁護活動が、本人の利益だけを擁護するのであれば、法律職の仕事でよく、本人へのアドボカシーだけであれば、本人のことをよく知る人（家族、親族、友人など）の方が本人のメリットは大きいでしょう。しかし、実際の権利擁護活動で最も求められるのは、単なる規範適合性（正義ルールに照らして普遍的に適切な振る舞いを選ぶこと）でもなければ、単なる機械的な代弁でもなく、情況適合性（具体的状況や関係性の中で最も適切な振る舞いを選ぶ）（序章参照）、すなわち、本人の過去から現在・未来への時間軸や本人が抱える生活課題の背景に目を向け、本人が持つ関係性も包含した、伴奏型（主要旋律を補強する目的で付加された副次的旋律）の支援活動だからです。例えば、成年後見制度における成年後見人（保佐人、補助人を含む、以下「後見人」と言う）の活動では、後見人を一度受任すると、生涯をとおして被後見人（本人）の人生と伴奏をしていくことになります。そこでは、エンパワメント支援だけに留まらず、時には予め決められている規範を超えた本人への「思い遣り」や「共感」「気遣い」といった倫理的徳、互いに成長し合える「相依性」（序章参照）への深い理解がなければ、その活動は皮層なものに終始してしまうでしょう。

　そこで、本章では、権利擁護活動としては、あまり評価されることがない、もしくは自己決定尊重の前で逡巡してしまう、ケア、相依性、情況適合性、

支援者自身の人柄などを関心事とし、「尊厳擁護」について、筆者が権利擁護活動を通じて感じたことを中心に事例を用いて語っていきます。そして、権利擁護活動を、いのちを尊び、人間の多様な価値を大切にする尊厳ある社会を実現するために不可欠な「尊厳擁護活動」として位置づけたいと思っています。

3. 権利擁護活動の実践の場でのジレンマ

　筆者は、社会福祉協議会が運営するA権利擁護センターの相談員として勤務しています。この権利擁護センターが位置するA市は、人口約34,500人、高齢化率は約36％。山と海に囲まれた長閑な所です（2019年1月末現在）。この権利擁護センターは、行政受託事業として2014年に開設しました。事業は、福祉総合相談、成年後見相談、法人後見（法人が後見人を受任する活動）、市民後見人活動支援の4つを柱にすえて展開されています。特色としては、市民後見人（本章では市民後見人および法人内で活動する法人後見支援員を称して「市民後見人」と定義しています）の活動支援と行政との協働による権利擁護の体制、専門職（福祉、医療、司法）との緩やかな連携体制があります。

　なお、ここでは筆者が関わってきた事例を用いて語りを加えていきますが、匿名性とリアリティーを確保するため、事例はエッセンスのみを抽出して記述しています。

対人援助の場面でのジレンマ

　A権利擁護センターでの福祉総合相談は、日々、十人十色の相談に遭遇します。例えば、「養子になってくれる人を捜してほしい」とか、「有名になった漫画のお金が入ってこない」「本当の親を探してほしい」「食べる物もありません」などなどがあります。相談窓口では、解決できない相談として

断れば、話は簡単なのかもしれません。しかし、解決にこだわるのではなく、どのような内容であっても、「もう少し詳しく教えていただけませんか」と問い直し、本人（相談者）が抱える生活課題（生活のしにくさ、暮らしにくさ、生きにくさ）の背景にこだわると、本人が抱える潜在的な生活課題を垣間見ることができます。ときには、現実とかけ離れた相談や沈黙による相談もありますが、本人は切実な気持ちを胸に秘め来所されています。また、権利侵害を受けていたり、生活課題を抱えながらも、その課題自体に自覚や認識がない、あっても相談することへの恥ずかしさ、戸惑い、抵抗感などから誰にも相談できない、周囲は困っていても本人自身は困ってないインボランタリーな相談もあります。これらの相談では、本人は周囲から孤立や孤独化していたり、複雑に絡み合った生活課題を抱えていることも少なくありません。そんなとき、「解決できないかもしれないが、見捨てない」との思いで、紆余曲折しながらも「くり返し」、数年に亘り関わりを続けていることもあります。

　しかし、相談員はすべての相談に対応できるスーパーマンではないため、相談内容によっては、相談員自身が倫理的ジレンマに悩み、迷い、揺らぐこともあります。支援の目的や支援方針に複数の倫理的な根拠が存在し、どれも重要だと考えられるとき、生命危機に関わることならばともかく、本人の「自己決定」や「本人意思」を尊重した支援をするのか、それとも本人の生活ニーズから「QOL」（quality of life）を重視した支援を展開するのか、はたまた、周囲との「調和」を図った支援を展開するのかの支援方針が交錯し、悩むことがあります。そこには、本人が明らかに自ら QOL を損なうような「自己決定」をしてしまうことが決して珍しくないからです。また、チームや組織で支援している場合には、チームとしての合意形成や組織ルールの限界が、互いを対峙させてしまうこともあります。しかし、そんなときに、「あなたはどうしたいのですか」と自己決定として相談者に解決を迫ったり、はたまた「みなさんされていますよ」と一般論に押し込んだりするのではなく、

本人に思いを寄せればこそ、そこに本人の抱える生活課題やその背景が垣間見え、同時に深い倫理的ジレンマを感じるのです。

　福祉総合相談のほかにも、高齢者および障害者の虐待対応を行政と協働で行っています。行政により虐待認定されたケースのその後の対応方針について、コアメンバー（虐待対応チーム）で検討する際に、援助方法を巡り意見の衝突を生じさせることがあります。いのちへの危機、本人が明らかに怯えている緊急性や積極的な介入が求められる危機的状況はともかく、養護者からの暴力・暴言が再び起こる可能性を完全に否定できない状況下で、本人自身が「家に居たい」という「自己決定」を下した場合、この決定を尊重すべきなのか、それとも、養護者からの「保護」を優先すべきなのか、はたまた、養護者との関係性を保つための「仲裁」や「調整」を図っていくのか。この問題は、「自己決定尊重」というリベラルな倫理観がもたらすジレンマだと言えるでしょう。支援者にとって、こうした倫理的ジレンマは様々な場面で常に存在し、その支援方針によっては、本人や養護者それぞれの人生や関係性への影響力になることも考えながらの判断が求められてくるのです。

ケア従事者のジレンマ

　近年のリベラルな潮流は、ケア専門職の現場にも影響を及ぼしてきています。利用者からの相談や支援には、客観的なニーズに基づいた定式化や利用者との契約が求められるようになってきました。このため、ケア現場では「日々書類に追われている」とか、「利用者と関わる時間が持てない」「自分の力量に不安がある」との声もあります。ケア専門職にとって、利用者の客観的ニーズに即応することは言うまでもなく重要ですが、過度な契約重視のために、ケア専門職の人柄や感性、共感性、相依性などの見えにくい部分が評価されにくくなってきています。またそのことは、業務がいかに卒なく熟せるかが評価基準となり、価値（対人援助を方向づける理念・思想・哲学）や肯定的評価（働き甲斐、相手への愛着、自己成長感など）までもがスタッ

フ間で語られにくくなり、ネガティブな話題ばかりが取り沙汰されるように
なってきたのではないかと思います。この点は、すでに序章で指摘している
とおりです。

　倫理的ジレンマや支援の限界はケア従事者だけでなく、どこの業界にも、
常に存在しているでしょう。しかしそんな時こそ、よき指導者との出会いや
チーム内での互いをリスペクトした関係性、相依性、対話（第3章参照）な
どが、善き経験の積み重ねを可能にし、さらには善き経験に裏打ちされた価
値の確信となって、支援者自身の羅針盤（コンパス）となっていくのではな
いでしょうか。

4. 市民後見人のジレンマとその克服

　そこで、成年後見制度との関わりのなかからA権利擁護センターでのジ
レンマとその克服についてお話したいと思います。成年後見制度とは、意思
能力の不十分な人の行為能力を制限し、法定後見人が裁判所より与えられた
権限に従い、一定の法律行為（財産管理や身上監護など）を職務として行う
制度です。職務には、事実行為（家事代行、身体介護など）は含まれていま
せん。後見活動では、後見人は利用者と生涯に亘り伴奏していく支援者であ
るため、財産を適切に使うだけに留まらず、成年後見制度の知識や技術と高
い倫理観が求められてきます。

思い遣りのコミュケーション

　A権利擁護センターでは、日々の法人後見活動を通して、市民後見人が
中心となり、後見活動が展開されています。市民後見人は、後見業務はもち
ろん、ケア専門職として携わったことのない方が多く、認知症や障害者の方
とどう接したらよいのか不安を抱えながら活動をされている方もいます。例
えば、認知症の方のところへ面会に行くたびに、「あんた誰かな」と言われ

れば、何度も会っているのに「なぜ」と悲しまれ、面会を続けるうちに「あんた見たことがあるな」と言われれば、「今日は、私のことをわかってくれた」と仰って喜ばれる方もいます。また、利用者が「家族に会いたい」と言われると、利用者の言葉を代筆で手紙にしたため、ときには利用者と一緒に家族へ電話をかけ、利用者が家族と話しができた姿に自分のことのように嬉し涙を流されています。

　言葉によるコミュケーション以外にも、利用者の中には、寝たきりで言動を発することができない方もおられます。そんなとき、利用者の手を握り、そのぬくもりを感じています。また、利用者のこれまでの人生や自分の他愛のない日常のことを話しかけながら、少しでも手が動くと「分かってくれた」と感動し、反応が増えてくると「言っていることに反応してくれるようになりました」とか、「話しかけると、瞬きをするようになりました」と、身体的な触れ合いを通して会話をされるようになっていきます。また、話しかけてもこちらが期待した反応が返ってこないときには、不快な気持ちになることもなく「今日は疲れているのかな」とか、「体調が悪いのだろうか」と何気ない変化を感じとられています。

　利用者のなかには、身寄りがないか、あっても親族との関係性が疎遠の方もおられます。そんな利用者には、面会時に服が破れていれば取り繕う、好みに合うニット帽を縫う、家で魚を焼いたときに利用者の好みであったことを思い出して持って行く、折り紙などで作った手作りのプレゼントを贈る、弁当を買って行くとそのまま渡すのではなくお皿に盛るなど、これまでの生活で養われてきた感性や知恵をフルに働かせながら関わりを続けています。また、施設から衣類を頼まれれば、一緒に買い物に出掛ける、お店から服を数点借りてくる、退院時には複数セットにした服を準備するなど、心のこもった関係性を築いています。そこには義務感や責任感で行われているものなどではなく、楽しんでされている姿がそこにはあります。まさに、こうした思い遣りのコミュニケーションこそが徳倫理に依拠した権利擁護活動だと

言えるでしょう。徳とは、決してたいそうに構えた倫理ではなく、相手を思えばこそ自然に湧き出る、日常的な思い遣りの習慣なのです。私たちは、徳に支えられることで、「喜びを与えることの喜び」を知ることができるのです。

希死思念者にも生きがいがある

　法人後見で受任している利用者の中には、「死にたい」と希死思念を抱き続けている方もいます。利用者からの「死にたい」という言葉は、とても刺激的であるために、周りはそこに過敏に反応してしまい、様々な倫理的ジレンマを抱え込んでしまいます。

　90代男性の利用者は、いつも「早く死にたい」と訴え続けていました。市民後見人の方は、試行錯誤を繰り返しながら利用者が前向きになれる方法を工夫していました。しかし、利用者からの反応は、「そんなことより死ねる方法を教えてほしい」と言われるたびに、暗い気持ちとなり悩み続けていました。そのような状態が1年続いたある日のこと、ごみ箱の中に小さな達磨の絵が描かれている広告の切れ端を見つけました。とても上手に描かれていた絵でした。もしかしたらと思い、お試しに本格的な色鉛筆とスケッチブック、達磨の本を購入し、持って行ったところ、「あれはへたくそな絵だから捨てた」と、笑いながら言われました。それから1週間後に訪問してみると、達磨と花の絵がスケッチブックにとても上手に描かれていました。今まで自分のことを自ら語られることがなかった利用者も、絵をきっかけに話題が広がり、生け花や茶道の師範代の実力があることを知ることもできました。さらに、お花と花器を持っていくと、みごとに花を飾られ、以降、職員が持ってくる花を施設内へ飾るのが習慣となっていきました。市民後見人の方は、「どうしたらいいか、本当に悩んでいました。自分よりも他の人に、何度、代わってもらおうと思ったか。しかし、今では自分のことのようにすごく嬉しいです」と晴れやかな表情になっていらっしゃいました。その後、

利用者の方は天寿を全うされ、他界なさいましたが、事務局には1枚の写真が残っています。その写真には、かつては想像もできなかったほど自信にみちた、絵を描くプロの姿が映っています。相手を思いやる心、何気ないことに感動する気持ちなど、「豊かな人間性」で支え合える徳性が求められるのではないでしょうか。

地域の輪としてのモラル・エコロジー

　徳は、他者と共有することで、地域の人間関係を改善し、倫理環境を高めることがあります。これこそ、本書のいう「モラル・エコロジー」なのです。

　施設に入所している80代女性の利用者の方は、いつも面会のたびに「お願いだから家に帰らせて」と帰宅願望を訴えておられました。その声を聴くと市民後見人の方は、「面会に行くたびに寂しい気持ちになります」と自問自答をされていました。その利用者は、身寄りがなく、身体的機能は自立していましたが、物忘れを中核とした認知症がありました。利用者に関わる専門職の間では、認知症状から考え在宅生活は難しいとの見解でした。しかし、市民後見人の方は、利用者が暮らす地域の方々に会うごとに、「会いに行くと家に帰りたいと泣かれる。何とかしてあげたいけど」と利用者の気持ちを吐露され続けていました。次第にその思いは伝わり始め、当初は1人2人でしたが、1人の点が2人の線になり始め、「外を歩いているのを見かけたときでよければ、自宅へ連れて帰るぐらいならできるよ」とか、「夜に電気が点いているかの確認ぐらいならできるよ」「お話し相手ぐらいなら」と線が輪になっていきました。近所のお店では「売掛で買えばよいから心配しないで」とか、美容院では「連れて来てくれたら、帰りはこちらで送りますから」などと広がっていきました。お試しに自宅で生活をしてみたところ、地域の方々の協力もあり、何事もなく移行することができました。外出するとご自宅へ帰れなくなることは度々ありますが、近所の輪によりご自宅で過

ごすことができています。いまでは、周りが和むほどにこやかな表情で暮らされています。

人はいつでも変われる

　法人後見が受任している利用者の半数はご自宅で暮らしておられます。地域との良好な関係性がある方もいますが、地域との関係性を断ち切ってきた方、関係性づくりが不器用な方、孤立している方などもいます。

　70代男性の利用者は、脳梗塞後に認知症を発症し、身寄りもないため、後見人が就任しました。退院後に自宅へ戻ると、地域の方々から後見人へは「自宅へ帰って大丈夫なの」とか、「煙草を辞めさせて。火事が起きたら後見人が責任をとってよ」と言われ、利用者が自宅周辺で歩行練習をされていると、「徘徊をしているから直ぐに連れて帰って」と通報が入ることもありました。情報では、「お酒を飲んでは夜通し仲間と騒いでいた」とか、「威嚇されたことがある」など、近所の住民にとっては迷惑と感じる行為を繰り返してきた背景があったようです。そのため、地域の協力を得ることはできず、介護保険サービスによるフォーマル体制のみで在宅生活を支えていました。

　在宅生活が始まり3か月が過ぎた頃から歩行能力の改善が見られはじめ、近所のお店に買い物に行けるようになると、利用者は再びお酒を飲み始めました。少しずつお酒の量も増えていき、それに伴い支援者に暴言を吐くようになっていきました。周囲は「もう元気になったし、自分の好きなようにさせたら」との意見もありましたが、市民後見人の方は利用者の暴言や飲酒にも怯むこともなく、心配になると訪問し、顔だけ見て帰る、ときには訪問介護員への罵声に対してお詫びに行くなどの関わりを1年間続けてきました。

　そんなある日のこと、利用者から「今日からお酒を辞めた」と突然に言われ、その日を境に一切の飲酒を辞めてしまいました。理由を尋ねると、「俺は一度決めたら守る性格だ。みんなの言うことを聞くことにした」と仰り、それ以上の詳しい理由は語りませんでした。まだ、地域とのつながりはあり

ませんが、利用者から危害を加えられることはないという認識が地域の方々の声として芽生えつつあります。利用者からは、「地域や家族にはさんざん迷惑を掛けてきた」との発言もみられはじめ、散歩時には近所の方々とあいさつを交わすなど、地域の方々との距離は少しずつ近づいてきています。市民後見人の方は、「最初はどうしてよいか分からなかった。貧乏くじを引いたと思った。今は人が変わったようになっている」と自分のことのように清々しい表情で仰ります。

　それから2年が過ぎた頃、利用者は悪性腫瘍により亡くなられました。亡くなられる1日前には、息子、娘、元妻と約20年振りに再会されました。娘さんは、「父と母が離婚してから、家族はバラバラになりました。父とは二度と会うつもりはありませんでした。でも、後悔するよりはと思い…。みなさんのあと押しのお蔭で、また家族がひとつになれました」と仰っていました。また、亡くなられる数時間前には利用者からの「ありがとう」の言葉が、昨日のように感じられます。最後の時に、利用者の生と死、そして家族との対話をとおし、分断されていた絆は再びひとつになったのではないでしょうか。

自己決定権尊重と親族関係

　後見人活動の重要な目標に、利用者の自己決定尊重と最善の利益確保があります。しかし、権利侵害が起きている場合には、これまで述べてきたように支援者は周囲との調整や仲裁、養護者からの保護を推し量る余りに、支援方針への迷いや自己決定尊重の前で逡巡してしまうことが少なくありません。

　80代男性の利用者は「わしのお金を盗ったやつがおる」と、同じ話を何年にも亘り繰り返していました。思いが募り、刃物を持って行動に及んだことから器物損壊罪で警察に勾留されました。その後、精神病院へ入院したことにより、後見人としての関わりが始まりました。利用者との面会では、「A

（親族）がわしのお金を盗った」と揺るぎのない訴えが繰り返され、他の会話へと広がることはありませんでした。また、利用者は財産家で独身のひとり暮らしであったこともあり、親族からは空き家になった自宅の保全管理、自宅内外の掃除、所有地の草刈などがたびたび要望として寄せられてくるようになってきました。しかし、市民後見人の方は「本人もそうしてほしいのだろうか」と純粋に疑問を投げかけていました。そのため、親族からのどんな些細な要望に対しても、利用者に意向の確認を行いながら、親族へ回答していました。ときには、親族と激しく対立することもありましたが、立ち位置は常に利用者側にありました。一貫した態度は利用者にも伝わり始め、「わしのことは、あんたらに全て任せているのだから」と言動は変化していき、並行して親族からの要望も少なくなっていきました。とき折り、「お金を盗られた」と興奮されることもありますが、市民後見人の顔を見ると「あんた来てくれたんか」と、落ち着かれるようになってきています。利用者の立場に共感できる深い感受性や感性を持つことも、支援者には求められてくるのではないでしょうか。

素人であることの大切さと徳倫理

　以上のように、市民後見人による活動は、専門性ではなく素人性に基づいた支援が展開されるところに特徴があると言えるでしょう。そこでは、ケアマネジメント技法のアセスメント手法を用いた生活課題の抽出から課題解決を導くといった一般的な作業は行われていません。これまでの事例にもあったように、支援者は利用者への働きかけに対して、支援者が期待する応答を利用者に求めるのではなく、支援者は利用者の言葉にただひたすら耳を傾けています。さらに言えばそれだけではなく、利用者の言葉は言語のみならず、身体の動きからも利用者を感じ取り、非言語的コミュニケーション（nonverbal communication）によっても感じ取っています。これらのことを通して、利用者の悩みは支援者へと相互浸透していき、自分のことのよう

に感じとっています。こうした共感形成が、次第に「自分がされて嫌なことは、利用者にもしたくない」という、自分のこととして捉える相互立場交換を可能にしていくのでしょう。

　また、事例では利用者に何か頼まれれば、何がよいだろうかと自分のことのように考え、知恵を振り絞り、回答が導き出せなければ複数の選択肢を準備し、利用者と共に考える姿があります。日常的な出来事で判断に迷ったときには、「自分だったら」と考え、利用者にとって一番よいと思う方法を導き出していきます。そこには、感性のアンテナを常に磨き、フルに張り巡らせながら、情熱やマインドを惜しげもなく注ぎ、自分の気持ちをありのままに語る姿があります。「今日は目が動いた。わかっているのかも」とか、「会いに行くと泣いて喜んでくれた」など、成年後見制度としての枠組みとしては評価できない、素人性に徹した喜怒哀楽がくり返されているのです。

　考えようによっては、法的枠組み（規範）を越えた感情移入や没入（第1章参照）は、過度な責任を背負い、支援者としての行為としてはリスクを伴うと映るかもしれません。しかし、日々のことや困ったこと、困難化したこと、自身のキャパシティーを超えることについては、事務局や支援チームへの相談があります。決して自己犠牲への埋没や過剰負担にならないようなサポート体制があるのです。市民後見人の方は、「大変なことはすべて事務局がしてくれるから」と言われます。事務局は、「皆さんの一生懸命に支援されているから、利用者も喜んでいるのではないですか」と、互いを気遣う言葉かけが度々行われています。決して単なる機嫌取りではない、自然な思い遣りのキッチボールが行われています。言うまでもないことですが、このような専門性に対して素人性（序章参照）をフルに発揮できることこそが徳倫理に依拠した権利擁護活動の最大の強みなのです。こうした気遣いは、法やルールで教え込まれるものではありません。日常生活で体得する倫理徳にほかなりません。

　もちろん、素人性だけではリスクが伴うことも事実です。市民後見人の感

性に委ねる部分が多くなれば、ともすれば個人的な思い込みや感傷で利用者の気持ちを解釈してしまうリスクがあるからです。この点は専門職の援助が必要でしょう。逆に、専門性にも落とし穴があることは言うまでもありません。専門職は、まず利用者の情報を集め（アセスメント）、その情報を蓄積していきます。一定の情報量に達すると、これまで培ってきた専門的な経験や知識が発揮されますが、その際、専門的な知識・技能は普遍化されている分だけ、まことに多種多彩な利用者の「気持ち」や「思い」が脇に追いやられ、平準化された解決が押しつけられる危険性があるからです。そのため、市民後見人と事務局、専門職、さらには地域や家族・友人・知人なども含めたネットワークの構築により、自己満足や気づけないリスクなど、互いをリスペクトした関係性のなかでチームとして支援をしていくことが大切になってくるのではないかと思います。このリスペクトし合う関係性は、より良い支援体制の構築だけでなく、一人ひとりの持ち味を活かしながら、互いの成長を相互に高め合うことができる場でもあります。事例を通して感じられるように、その支援活動は法的な権利義務関係がありながらも、その多くは思い遣りのケアを介して、その人の人生に関わり、ぬくもりを感じ、寄り添い、伴奏した営みにあります。そこには、人間の尊厳を基盤とした、「かけがえのない存在」として、目の前の利用者とともに人生を生きる相依的な関係性が見出されるからです。

5. 虐待とゆらぎ

次にあげるのは、権利擁護のハードケース、すなわち、「その人」の意に反してでも保護や管理、制約を必要とする場合、例えば、高齢者虐待、障害者虐待、児童虐待などの家庭内暴力、養護施設従事者・使用者による虐待問題などですが、ここでも尊厳を擁護しつつ伴奏することの大切さがわかります。

アンビバレンスと関係性の修復

　A権利擁護センターでは、行政と専門職（司法、福祉）との協働で高齢者・障害者虐待対応チームを組んでいます。責任主体は行政ですが、援助はチームで行っています。

　ある日、デイサービスセンター職員から、「Aさんの腕や太ももに大きなアザがあります」と行政へ通報がありました。80代女性のAさんは、息子さんとの2人暮らしです。Aさんは、半年前に脳梗塞を発症し、軽度の認知症を併発していました。息子さんは40代で、仕事が続かず母親であるAさんの年金を頼りに生活をしていました。

　通報を受けAさんに事情を聞きに行くと、「よく転ぶからできたんかなぁ」と言います。息子さんは、「転んでできたのかも」との返事でした。客観的な原因やアザができた背景が不明なこともあり、情報収集と見守りを継続していました。しかし、それ以降も新たなアザができていました。その都度、Aさんと息子さんとの面談を行っていましたが、客観的な状況を把握することができない日々が続いていました。

　そんなあるとき、息子さんとの面談で、「完璧に介護できる人は誰もいないと思うよ。私は親の介護を完璧にできる自信はないな。ときには、大きな声も出ている。しかし、小さなことをエスカレートさせないようには心がけている」と語り始めると、沈黙のあと息子さんから、「もしかしたら、腕を強く握ったりしたかもしれない」と語りはじめたのでした。少しずつでしたが、自分の感情が高ぶるときの状況と行動、母親がリハビリをすることにより病気前の姿に戻ることへの期待と失望、母親の期待に応えられない自分の不甲斐なさと諦め等を吐露し始めたのでした。相談援助が進むにつれ、息子さんの内心は、かつての強い母親像へと回復していくことへの期待と、目の前にいる弱い母親との相反するアンビバレンス（ambivalence）な両価感情を同時に持つ姿がありました。息子さんが抱える感情の理解（understand）と並行して、息子さんは地域行事への参加や認知症介護会への出席など前向

きな行動がみられるようになっていきました。また、母親からは、「40歳になってやっとできた子なの」とか、「息子の将来が心配」などと少しずつ息子さんのことを語り始めたのでした。息子さんが周囲との関係性が良好となっていくに従い、母親のアザができる頻度は減っていきました。親子だけで過ごしていた長く孤独な時間を考えると、親子が援助者に心を打ち解けるまでには、まだかなりの時間が掛かると思います。虐待を虐待として終わらせるのではなく、利用者と養護者を取り巻く周囲との関係性を修復していくことも権利擁護活動の大切な一面なのです。

　さらに言えば、養護者の反省や自制心の芽生えにより虐待対応は終わりではなく、むしろ、利用者や養護者のアンビバレンスな感情を受け止める感性や養護者のつまずきを見守る温かさ、相手を受け止める勇気、誠実さ、そしてなにより寄り添い続ける愛情が必要なのではないでしょうか。

ゆらぎと共鳴

　ケア専門職であっても虐待と聞くと、様々な思いが交差します。「家族に虐待通報をしたのが私だと思われたらどうしよう」とか、「虐待ではなく支援困難事例」「介護者も一生懸命にしているから、虐待と言われるのは可哀そう」など、「虐待」という文脈に翻弄され、判断に迷いや不安、葛藤を生じてしまうことも少なくありません。また、その不安の迷走は、利用者に対してこれまでとは違った対応を生じさせ、過度な感情移入や反動形成、正義感などとして現れることもあります。そこには、援助者自身もヴァルネラブルな部分を持ち合わせているからでしょう。

　前述の事例に戻ると、相談援助の進展の契機になった面談では、援助者自身も養護者と同様に自分のヴァルネラブルな部分を認めながら、ひたすら耳を傾け、相手を受け止めるよう努めています。また、これまでの相談経験に当てはめながらも、決して相手の行動を否定することなく面接を進めています。「手が出た」のか、「手を出した」のかの感情の違いや共依存関係、養護

者の自尊感情、介護者自身に準拠点を置いた介護をしていないかなど、相手が発する言葉や表情を敏感に受け止め、これまでに蓄積され知識や技術、経験値、感性などから援助者としての態度や振る舞いを自然に導き出しています。

　考え方によっては、援助過程で援助者は相手に思いを寄せれば寄せるほど、対象者の背景を知れば知るほど、援助者自身の気持ちに「ゆらぎ」「迷い」「不安」を生じさせていきます。しかし見方を換えれば、「ゆらぎ」などのない援助は、援助者の価値に偏った援助であるのかもしれません。尾崎新は「ゆらぎ」を、「新たな発見や創造性、変化や成長を導き、思考を多様なものにする可能性がある」と、援助者が援助過程で往々にして感じる「ゆらぎ」の大切さについて述べています［尾崎、1999：292-306］。虐待は許されないとの毅然とした基本姿勢は固持されなくてはなりませんが、その実践のみでは、どこかで行き詰まってしまうのではないでしょうか。援助者自身の「ゆらぎ」に気が付きつつ、相手の「ゆらぎ」に伴奏していくことも大切な一面になるのです。

　事例では、面接を通し養護者は普段は優しい、母親想いの息子と映ります。しかし、ある日、突然に虐待行為に及んでいます。そこには、弱さという魔ものが潜んでいるからでしょう。その魔ものを取り除くためには、援助者は客観的事実の把握だけでなく、利用者と養護者、周囲との関係性、虐待行為に潜む背景を「理解」していくことが必要となるでしょう。理解するとは、英語では understand と書き、under（下に）stand（立つこと）と表現されますが、その人の底辺に立って、情況を把握しなければ分からないことが多いのです。しかも、相手の背景を理解するためには、誰もが脆弱性をもったヴァルネラブルな存在であることの自覚が必要でしょう。その自覚が、自分もその立場だったらどうだろうかという深い共鳴のうちに、その問題を考えることを可能にするのではないでしょうか。

6. 悼 み と 喪

　次に、「傷付きやすさ」の自覚は、また、相手に対する「かけがえのなさ」の自覚でもあるでしょう。これこそ相手に尊厳を見出すことにほかなりませんが、その中でも「その人」の最期、そして、その後も含めた「かけがえのない人」を見送ることについて考えてみたいと思います。権利擁護活動ではあまり注目されることがないかもしれない「悼み」と「喪」についてです。

　A 権利擁護センターで法人後見が受任する利用者のなかには、最期の瞬間に親族が立ち会えない方や、葬儀が親族によって執り行えない事情を抱えた方がいます。これまでに、3 年間で約 10 人の方が他界し、終末期から葬儀、埋葬まで文字どおり、十人十色のお見送りをしてきました。そんななか、去りゆく人、あるいは去りし人が持つ不思議な力を感じることがあります。

願いと和解

　ある 80 代の女性の利用者は、腰の痛みから突如として末期がんと診断され、余命 3 か月と宣告されました。利用者は一人暮らしであったこともあり、入院を余儀なくされました。入院直後から、「家に帰らせて。お願いだから」と、か細い声で訴え続けていました。入院して 1 か月が経ち、外出の許可が出たこともあり、数時間だけ自宅へ戻ることになりました。しかし、歩行が困難であったこともあり、車内から自宅を眺め、近所の方々へ挨拶するのみでした。近所の方々からは、利用者の変わり果てた姿に、「お別れに来たのかな」と涙ながらに仰る方もいました。その外出から 1 か月も経たない間に、利用者は息を引き取られました。

　市民後見人の方からは、ご遺体を「家に帰らせてあげられないかな。本人は家に帰りたいのだと思う」と相談がありました。利用者の親族に相談する

と、当初は親族から拒まれましたが、親族は県外だったこともあり「すぐには行けないので」と返事があり、一晩だけ自宅へ帰ることになりました。その夜は、地域の方や親しかった方々が、途切れることなくお別れに訪れていました。市民後見人の方は、「ひとりにするのは可哀そう」と朝まで利用者と一緒に過ごされ、お別れをされました。自宅から葬儀場に向かう際には、小規模な集落にもかかわらず、自宅周辺には40名近い地域の方々がお見送りに訪れていました。

　実は、この利用者は、数年前から親族間で金銭を巡りトラブルのある方でした。利用者から、金銭トラブルの相談を受けていた近所の方々は、利用者の親族に対し、不快な印象を抱いていたのでした。自宅でのお別れの際には、近所の方々から生前の利用者の人柄のお話をされつつも、親族間で起きているトラブルを話される方もいました。近所の方々と親族との歪（ひず）みは大きく、距離を遠くしていました。しかし、利用者の死をきっかけに、徐々に互いの距離を近づけていったのです。葬儀の朝、近所の方々と親族が利用者のことを語り合っているうちに、互いに「勘違いをしていた」と言い始め、互いに詫び合うようになっていきました。家族葬にこだわっていた親族も、「みんなでお送りしてあげたい」と言いはじめ、一般葬に切り替えられていきました。急な変更にもかかわらず、葬儀には多くの方々がお悔やみに訪れ、最期のお別れをされていました。一晩、自宅に帰ることがなかったら、親族、近所、地域の方々の間に生じていた歪みは、永遠に解消されることはなかったと感じています。まさに、利用者の願いがもたらした和解でした。

引　力

　90歳代後半の男性の利用者は、生前から「死んだら海に捨ててくれ」と言われていました。身寄りがなく、菩提寺や先祖墓などを利用者に聞いても「わからん」と言い、両親のことを聞いても「母親しかおらん。どこに埋まっているかわからん」と言うのみでした。名前から親族と思われる甥の子

にたどり着くことができていましたが、戸籍が複雑で利用者との線は不明なままでした。そんな折り、利用者が危篤状態となり、親族の方が株内を集め相談をしました。すると、「名前を聞いたことのない人の墓なら見たことがある」との情報が入ってきたのでした。お墓を調べに行くと、墓石に刻まれた名前や死亡年月日から利用者の母親であることが判明しました。戦後の混乱で、養子縁組がかなり複雑になっていましたが、親族の方々の情報を整理していくと、すべてが線でつながっていきました。親族の方々は、「どんな経緯でお墓がここに建てられたかは分からないけど、誰のお墓かさえ分からなかった。本当にこちらとしてもありがとう。お墓は私たちで責任をもって守っていきますので、ご安心してください。ぜひ、お母さんのお骨の横に納めてあげて」と仰いました。利用者の他界後は、親族の方々が葬儀に参列され、遺骨は母親に寄り添うように納められました。それにしても、何年も悩んでいたことなのに、利用者が亡くなる数時間前に道が開かれるとは、何か不思議な引力を感じる出来事と今でも思えてなりません。

修　復

　利用者の中には、様々な境遇の方がおられます。ある女性の利用者は、息子さんの存在は把握していましたが、住民票の住所地と居所が異なっており、消息不明でした。利用者は、「息子は私が勘当した。会わんでもいい」と仰っていました。それから１年が経ち、利用者も病院のベッド生活になったあるとき、県外の医療ソーシャルワーカーから１本の電話がありました。「息子さんが、母親に会いたいと言っています。望みを叶えてあげたいのですが」との相談でした。実は、息子さんにも死期が迫っていたのでした。利用者の事情を伝えたうえで、ソーシャルワーカーからの相談に緊迫感を察し、病院に入院していることを伝えました。２日後、息子さんは付き添いの方２人と一緒に面会に来られました。それから２日後にソーシャルワーカーから電話があり、「息子さんが病院へ帰って来られてからは『よかった。よ

かった』と何度も何度も仰っていました。母親と会えてとても良かったのだと思います。しかし、先ほど息子さんの容態が急変され、息を引き取られました。今は安らかな顔をされています」と連絡がありました。利用者へ息子さんのことを聞きに行くと、「来たかな」と言われ、それ以上は伺いませんでした。息子さんは自分の死期を悟られ、最期に母親に会いたかったのではないかと思います。また、母親のベッドサイドには、自宅の庭に咲いていた花が飾られていました。それから1か月後、利用者も他界されました。二人の関係性は最後に修復されたのでしょう。死者には、生者の世界では修復不可能な関係性を修復する力があるからです。

紡　ぎ

　80代の女性の利用者は、生前から「息子のこと、頼むからお願いな。お酒だけは飲まんように言ってな」と、アルコール依存症のある母ひとり子ひとりの息子さんのことを病院のベッドの上で片時も忘れず気にされていました。利用者が他界されたあと、息子さんが葬儀を執り行うのは無理と判断した遠縁の親族の方が、葬儀を執り仕切ることになりました。多少は息子さんの意向を汲み取ってはいましたが、「亡き夫の葬儀のときには」という言葉が繰り返され、結局は親族の方の意向で葬儀を執り行うことが決定していました。親族の方に、「息子さんにも、葬儀について相談してみてはどうですか」と提案はしてみましたが、「息子では何にも決められない」と言われ、「あいつは、酒で頭の中が割れとる」と確執は深まるばかりでした。

　事務局は生前の利用者の気持ちを知っていたこともあり、息子さんと共に葬儀社の方へ「母親に何かしてあげたいのですが」と相談したところ、納棺師による「納棺の儀」を追加で執り行ってもらえることになりました。その式には息子さんのみが参列されました。彼は母親の亡き姿を見るや否や、「お母さん」と大声で叫び、母親にしがみつきながら「ありがとう。ありがとう」と泣き崩れていきました。しばらくの間、ピアノの音色と静寂な時間

のみが30分ほど流れていきました。そんなとき息子さんが急に立ち上がり、私たちやスタッフに凛とした態度で「ありがとう」と言葉を掛けてきたのです。その後の式では、息子さんは泣き崩れることもなく参列されました。納骨後に、息子さんは自らの意思で精神病院へ入院されました。納棺の儀での二人だけの空間は、母親との思い出を紡ぎ、アルコール依存症の治療をする決心を固めていったのではないでしょうか。親子だけの二人の時間を過ごせたことは、たいへん貴重な時間になったのではないかと思います。

死亡は終了ではない

　後見人の職務は、利用者の死亡により法定代理人としての権限がなくなるのが原則となっています。そのため、利用者の死亡後に関わることは、急迫な事情（応急処分義務）や必要な死後事務を除き不適切な行為とされています。しかし、当法人後見が受任する利用者の多くは、身寄りのない、身寄りがあっても関係性が希薄、身寄りはあっても何らかの理由で他界後も支援が必要な方々が多くいます。そのため、原則は後見人の権限外である利用者の他界後の葬儀社との契約から火葬・埋葬までを執り行うことがあります。親族が遠縁であっても、親族の意見が優先されるのが原則であることは間違いがありませんが、支援は利用者の死亡により終了ではないと考えています。そこには、生前に叶えたかった利用者の願いを叶えてあげたい、喜んでくれていたらいいのにとの想いがあるからです。

　市民後見人の中には「『ありがとう』と今まで一度も言ったこともない人だったのに、息を引き取る前に『ありがとう』と言ってくれた。あれが最期の言葉だった」とか、「後見活動の開始から最期時、納骨までの時間を利用者と共に過ごせたことは、私にとって何か意味のあることなのだと感じています」と溢れんばかりの気持ちで言われる方もいます。人間はさまざまな物理的・心理的な出来事の環境の中で、常に成長し続けています。利用者の他界を通して「自分自身のことを考えることができました。利用者には感謝し

ています」とか、「利用者との関わりを通して、二人分の人生を歩んでいる気がしました」と言われる方もいます。住谷馨は『人間福祉の思想と実践』のなかで、「すべての人間関係は対等に学び、教えられる人間相互の関係であり、それが相互の絆となる」と述べています。さらに「日々、過去となる一瞬一瞬の出来事が累積して人格となり、高潔な人格を生み、『自己』の形成となる」[住谷、2003：26] と述べています。

　利用者の他界後に市民後見人の方から「まだ、そこにいるのでは」とか、「喜んでくれていると思うよ」と言われる背景には、死亡が終了だとは思っていないことにあります。私たちの関係性は、たとえその人が亡くなられても続くからです。葛生栄二郎は「死者は何も語らないが、まさにこの『何も語らない』という方法を通してわたしたちにいのちの一回性・不可回帰性という尊厳のメッセージを伝えている」[葛生、2011：139-140] と述べています。まさに、そこに死者の尊厳があるからです。

7.　権利擁護から尊厳擁護へ

フロネシスとの出会い

　社会福祉分野では権利擁護の重要性がますます強調されていくなか、ケア実践の価値にも大きな変化が生じてきました。筆者は、福祉施設、病院、行政、地域をフィールドワークの場所として、実践の場で経験させていただきました。また、今でも指導していただいている先生や多くの方々との出会いがありました。どの職場や学校でも、よきスーパーバイザーや先生、同僚、友人、周囲の方々に恵まれた環境で学ぶことができたと思っています。

　筆者が初めて入職した頃の老人ホームは、1990 年代の社会福祉基礎構造改革の直前の「措置」時代でした。その当時施設では、介護（介助）は業務中心にパタナリズムの下で行われ、施設では、経管栄養やおむつ使用、ベルトコンベア式の特殊浴槽が主流の「ケアなき時代」とも言われていました。

しかし、筆者が入職した老人ホームでは、1998年の「抑止廃止福岡宣言」を受け、すぐに身体拘束ゼロへの取り組みを開始し、ヒヤリ・ハット報告、ターミナルケア、個別プラン作成、利用者の死を隠さず悼みお送りする、人のお世話をする人にも知性（自己研鑽、通勤時の服装、身なり、接遇、言葉使いなど）を求めるなどの取り組みが行われていました。当時、若かった筆者は厳しい環境に反発することもありましたが、振り返ってみると、こうした経験が自身の基礎を成しているのは事実です。そして、様々な出会いを通じて対人援助の根拠となる価値確信を与えていただきました。

　ケア専門職にとって、活動実践の根拠となる「価値」を明確にすることは、対人援助の根幹をなす重要なものです。「価値」は、実践を方向づける根拠となり、根拠となる「価値」と乖離した実践は、結果として実践基盤を脆弱なものにしてきます［岩間、2014：152-153］。どのようなケースにおいても、対人援助は「価値」を基盤とし、援助技術や知識を駆使した実践活動が展開されていきます。しかしながら、ときとして支援者の価値基盤の脆弱性は、家族や周りとの軋轢を生み出す危険性を孕み、支援者自体の価値に「ゆらぎ」を生じさせていきます。対人援助場面での「迷い」や「ゆらぎ」が大切なものであることはすでに述べたとおりですが、出口の見えない深刻な価値の「ゆらぎ」は、膠着状態に陥り、支援者自身のモラール（morale）の低下やコーピング（coping）の範囲を越えたアイデンティティ（identity）の崩壊にも及ぶ場合があります。オーバーキャパシティー（over capacity）からバーンアウト（burnout）に陥ることも少なくありません。このような時、実践の徳「フロネシス」（序章参照）を持つ善き指導者「フロニモス」（序章参照）に恵まれることが解決の糸口になでしょう。そして何よりも、善き人格的交流はあらゆる価値の根底にある尊厳価値に気づかせてくれるものです。

リベラルな権利擁護の限界

　ケア現場で「利用者の権利を守るためには、どうしたらよいか」と尋ねると、「利用者の尊厳を守ること」という回答が返ってくるかもしれません。しかし、かつての日本のケア現場では、「尊厳を守る」とは、せいぜいパタ
ナリズムの体のよい言い換えでしかないことが多く、自己決定の保障や自律
性尊重への配慮と答える人は少なかったと思われます。これに対し、欧米に
おける権利擁護活動は自律性尊重を中心とした、きわめてリベラルなもの
です。R. ドゥオーキンに代表されるように、「権利」は「切り札」（trump
card）として機能し、共同体の福祉を理由に制約されてはならないと主張さ
れています。互いの権利と権利が衝突し、「権利のための闘争」が繰り広げ
られる場として私たちの社会は想定されているからです。しかし、この想定
は実際の権利擁護活動の実態とは合致していません。事例でも紹介してきた
ように、権利擁護活動は、リベラルな文脈で語られる自己決定の尊重の枠組
みだけでは語りきれるものではなく、多様な事情や配慮が重層的に重なった
活動なのです。そして、そこに通底する価値こそが「尊厳」にほかならない
のです。

　近年の「権利擁護」を巡る議論では、自己決定の保障の一環としての「意
思決定支援」に焦点があたっています。従来の「代行的意思決定」から「支
援付き意思決定」へのパラダイム転換が目指されているのです。この意思決
定支援のプロセスでは、まず何よりも利用者と支援者が安心した雰囲気の中
で信頼関係を結ぶ「ラポール（rapport）形成」が大切であるとされていま
す。この点はこれまでの事例でも見てきたような、ケアの素人性に徹した活
動の中にラポール形成のためのヒントがあるでしょう。

　こんにちの価値観の多様性は、制度や規範だけではウェルビーイングとし
ての生き方を実現できるものではありません。援助過程で生じる様々なジレ
ンマの基底にあるのは、やはり確固たるラポール形成を通じて、表面だけで
は 窺 い知ることのできない利用者の多様な価値や事情を汲み取ることので

きる徳を身に付けること、そして社会的な尺度では測ることのできない利用者の尊厳に目差しを向けることが、こんにちの権利擁護活動では求められるのではないでしょうか。

尊厳擁護

　ある研究会で、発表者が「ケア現場は人間の尊厳・人権の最前線。ところが、私たちは、尊厳や人権を、自分自身のケアの問題に結び付けて考えているだろうか」（第27回山陰認知症ケア研究会、2015年、池田惠子の発言）と問い掛けを受け、鮮烈なインパクトを受けたことがあります。だれもが当然に有している基本的人権の尊重はもちろんのこと、ケア専門職にとっては「すべての人が持つ尊厳（dignity）と呼ばれる価値を見出し、これを守ることこそが最も大切な目的」［葛生、2016：6］であり、「人間の尊厳」を支えることが福祉の現場に身を置くものの使命でもあります。そうしてこそ、ケア専門職は利用者の「最後の砦」としての存在となってくるのではないでしょうか。

　近年では、福祉に限らず、様々な文脈において医療、教育、司法の分野で「人間の尊厳」は使用されています。しかし、「人間の尊厳」とはどういうことなのでしょうか。イメージとしての認識はあっても、明確には答えることは難しいのかもしれません。葛生栄二郎は「人間の尊厳」を「かけがえのなさ」と言い換えています［葛生、2016：6］。私たちの社会では多くの能力や技能を持つ人が評価されますが、その人がそうした評価をすべて失ってなお、いや、失ったときにこそ、その人が大切に思えるならば、私たちはその人に「かけがえのなさ」を感じていると言えるでしょう。「尊厳」は喪失の中にこそ見出される「いのちの尊さ」と「厳かさ」とを併せ持った価値なのです（第1章参照）。事例でも見てきたように、利用者が訴える「生きづらさ」に対し、支援者は客観的な指標を用いて何かを支えるわけでもなく、ひたすら耳を傾け、気になれば会いに行く、いつも気に掛けるなどの感情交流

を通して、利用者とともに伴奏しています。それは利用者を社会的な尺度で価値評価しているからではなく、ただただ「かけがえのなさ」を感じているからです。

　加えて、死者の尊厳についても考えてきました。利用者を身体的、精神的、社会的な側面からだけでなく、スピリチュアルな側面をも含めたところに「尊厳擁護」があるのではないかと思います。

人格的成長

　『この子らを世の光に』の著作で有名な糸賀一雄は、『福祉の思想』の中で「福祉の実現は、その根底に、福祉の思想を持っている。実現の過程でその思想は常に吟味される。どうしてこのような考え方ではいけないのかという点を反省させる。福祉の思想は行動的な実践のなかで、常に吟味され、育つのである」［糸賀、1968：64］と述べています。糸賀は、福祉にとって重要な「価値」は机上で学べるものではなく、利用者との感情交流やケア実践の積み重ねの中で自分自身が育てられ、自分の人格とともに深化するものだと語っているのです。そこには、すでに述べてきたように、だれもが脆弱性を持ったヴァルネラブルな存在であることを知り、だれもが互いに認め合うことができれば、互いに成長し合える関係になれるのです。事例にもあったように、利用者を通して、「自分は何もできない存在」だと感じ、自身の弱さを見つめることもあります。「ケアするひと」「ケアされるひと」という垂直的関係ではなく、ケアという営みで結ばれた「相互成長関係」なのです。

　さらに言うと、こんにちの権利擁護活動の目標のひとつに、エンパワメント支援があります。森田ゆりは「エンパワメントとは、まずもって1人ひとりが自分の大切さ、かけがえのなさを信じる自己尊重から始まる」［森田、1998：40］と述べています。利用者へのエンパワメント支援のみならず、事例にあったように、支援者自身が権利擁護活動を通して、利用者からエンパワメント支援を受けているのです。互いに成長し合えること、これもまた

徳倫理に依拠した「尊厳擁護」活動の特徴と言えるでしょう。

徳を育てる

　本章は、徳倫理に依拠した権利擁護活動を事例中心に語ってきました。序章で述べているように、リベラルな倫理が「行為」の善悪に関心事があるのに対し、徳倫理は「行為者」の善悪を関心事としています。もしかすると、事例全般は、自己犠牲や背負い込み、感傷による行為として映るかもしれませんが、これまでも述べてきた通り、どの事例においても自分自身ができる支援の限界を謙虚に受け止め、利用者と支援者との関係性だけでなく、専門職や地域なども巻き込み、委ねながら、利用者を中心としたネットワークやチームを形成しています。そこには、善き「行為者」は善き倫理環境を必要とするからです。

　また、事例全般をとおして尊厳を守る権利擁護活動について述べてきましたが、尊厳擁護活動は人間の関係性を基盤とし、利用者が「よりよく生きる」ことを支えることだけでなく、利用者との関わりを通して支援者自身も「よりよく生きる」ことにあります。もし、その実現を妨害している環境があるとするならば、それを取り除いていく社会環境づくりにも関心を向ける必要があるでしょう。そのためには、知性と習性により徳を練り、その実践の積み重ねにより、支援の羅針盤となる「価値」を深化させていくことが求められてくるでしょう。そして、その深化の方向性は、いのちを尊び、人間の多様な価値観を権利衝突の闘技場（アリーナ）とするのではなく、多様性を多様性のままに認め合い、大切にする社会の実現を志向することでしょう。このような意味で、「権利擁護」は「尊厳擁護」へと止揚されていくのではないかと思います。

　最後に、グローバル化し、多様化する現代社会において、権利擁護はますます重要な社会の価値基盤となっています。しかし、そうであればこそ、権利擁護活動を多様な権利や利害の単なる調停活動に終わらせてしまっては、

「よき人生行路」としての福祉は約束できないでしょう。多様性の中に人間としての普遍的な喜びや痛みを見出し、それを分かち合う活動が「尊厳擁護」なのです。人間の尊厳を大切にする「尊厳擁護」という新たなステージへの発展がいま、求められているのではないのでしょうか。

（布元義人）

参考文献
・糸賀一雄（1980）『福祉の思想』NHK ブック
・岩間伸之（2014）『支援困難事と向き合う ― 18 事例から学ぶ援助の視点と方法』中央法規
・岩間伸之（2008）『支援困難事例へのアプローチ』メディカルレビュー社
・尾崎新編（1999）『「ゆらぐ」ことのできる力 ― ゆらぎと社会福祉実践』誠信書房
・葛生栄二郎編著（2010）『新・人間福祉学への招待 ― 新しい福祉学への 4 つの視座』法律文化社
・葛生栄二郎（2011）『ケアと尊厳の倫理』法律文化社
・住谷馨（2003）「人間福祉の体系 ― 体系化の諸要件」住谷馨、田中博一、山辺朗子『人間福祉の思想と実践』ミネルヴァ書房
・葛生栄二郎（2016）「瀬戸内の海から」ノートルダム清心女子大学人間生活学科編『ケアを生きる私たち』大学教育出版
・森田ゆり（1998）『エンパワメントと人権』解放出版社
・森村進編（2016）『法思想の水脈』法律文化社

第 **3** 章

倫理的徳を育む職場環境づくり
― 対話と協働によるアプローチ ―

1. はじめに

人と仕事の関係

人と仕事の関係を表す言葉には、三つの表現があります。ひとつは
"Job"、もうひとつは "Career"、そして三つめが "Calling" です［エイ
ミー・レズネフスキー、1997］。

"Job" は、仕事を単なる労働とみなし、報酬のために働くことです。
"Career" は、経歴を意味し、地位や能力の向上のために目の前の仕事を
こなすような働き方です。そして "Calling"。Calling の語源は「声」です。
神の呼びかけ（Call）に応じることを意味します。"Calling" は「天職」と
訳され、自分の仕事に意味や志を感じ、自らのアイデンティティと深く結び
ついている状態です。

"*A strong desire or feeling of duty to do a particular job, especially one in which you
help other people.*"（Oxford Learner's Dictionaries）

と定義され、強く心惹かれている仕事のことで、「他者を助ける」という要
素が入ります。「誰かのために役立っている」「自分の仕事には深い意味があ
る」という感覚が、働く動機になっています。このような状態で働くとき、
人は最も幸福度が高いと考えられています。

　福祉職場で働くあるケア専門職（本章ではケアワーカー、ソーシャルワーカーなどの福祉職を総称して「ケア専門職」とします）が、床を掃いたり、食事の介助をしたりすることを単なる労働と思えば、それは Job です。しかし、「Aさんの暮らす環境を快適に整え、心地よく生活してもらう手助けをしている」と思いながら働けば、それは“Calling”になります。“自分のできる範囲のなかで、関わる人たちを喜ばせてあげたい”そんな思いで働いていれば、その行動はごく自然の行為であり、Calling としての仕事といえます。したがって、Calling には“徳（virtue）”の要素が含まれています。徳とは、その人の人柄や品性、個人のもつ一貫した行動傾向や心的特性のことを意味します。

ケアの仕事の意義

　介護や保育、支援などケアの仕事によって与えられるものには、次の三つの側面が見いだせます。

　一つは、生きる尊さの学びです。生きることの尊厳やかけがえなさを実感できるのは、ケアの仕事ならではの特徴です。児童の支援では、日々成長していく子どもたちの姿を目の当たりにし、高齢者介護では、遠からず最期を迎える人たちの生活を支えます。普段、何気なく生活していると、なかなか気づくことのできない生きることの尊さに気づかされるのが、ケアの仕事ならではの特徴といえます。

　二つ目は、自分自身の成長です。ケアは相手の顔が見える援助職です。ときには叱責や不満を投げつけられることもあります。しかし、大変な仕事だけに、見返りも少なくありません。自分の仕事の成果が感謝の気持ちとして表され、相手を幸せにすることで、自分も幸せになれる。多くの人との出会いや別れ、感謝の言葉や叱責を受けることで、人間的にも成長することができる仕事なのです。

　三つ目は、社会への貢献です。介護や保育だけでなく、障害や貧困、孤立

など何らかの生きづらさを抱えている人ひとりひとりを支えるということによって、ひいては地域や社会全体を支えているのが、ケアの仕事の特徴といえます。

　このように、ケアの仕事は、生きる尊さを学び、人間的にも成長することで、地域や社会をより良いものにしていくことのできる、私たちの社会にとってはなくてはならない仕事なのです。

　しかし、その一方で、ケアの仕事にはともすれば自己犠牲のイメージがつきまといがちです。実際の現場では、利用者から怒りをぶつけられることもあります。どう答えればよいかわからず、「ごめんなさい…」と謝るしかなかった、そんな経験をしたことのある職員も少なくないと思います。利用者や家族との関係に悩み、傷ついた職員が、職場の中で周囲の誰からも支えられることなく孤立してしまい、二重のストレスにさらされる場合もあります。そこには、見返りを求めないのがケアの仕事であるというような根深い社会的評価が、未だに社会や職場の中にあるのではないか、ということにも留意しておく必要があると思います。

　本章では、こうした福祉職場の現状や特徴を踏まえ、職員がやりがいや喜びをもって働ける職場環境は、どのようにして実現できるのかについて考えます。はじめに、福祉職場を取り巻く現状と課題について見ていきます。次に、より良い職場環境づくりのための試みとして、「対話」と「協働」の可能性について言及します。最後に、人間的成長を育む職場環境について、徳倫理の視点から考えてみたいと思います。

2.　福祉職場の今

若年者の離職

　川村隆彦［2006］は、福祉職場には、日々悩み、苦しんでいる、いわゆる「建てかけの家」のような支援者はいないだろうかと、次のように問いか

けています。

　　空を向いて、ぽつんと立っている「建てかけの家」を目にしたとき、一人の
　若者のことを思い出した。彼は中学校の頃から、人を助ける仕事につきたいと
　考えていた。自分が問題を抱えていたとき、ほかの人から助けてもらった経験
　があり、それがきっかけとなり、人を助ける仕事をめざすようになった。(中略)
　やがて彼は施設に就職し、支援者としての一歩を踏みだした。
　　最初、仕事は何もかも新鮮だった。利用者を体当たりで受け止めた。成功も
　あり失敗もあった。しかし彼には、そのことを話し合い、適切なアドバイスを
　くれる人がいなかった。そして忙しいだけの日々が過ぎていった。
　　やがて、毎日が同じ作業の繰り返しに思えてきた。がんばっても、がんばら
　なくても、何も変わらないように思えた。誰も彼に仕事のビジョンを語ってく
　れなかった。人を支援することのすばらしさややりがいを、教えてくれる人は
　いなかった。この若者は、次第に働く意味を見失っていった。
　(出典) 川村隆彦 (2006)『支援者が成長するための 50 の原則 ― あなたの心と力を
　　　　築く物語 ―』

　多くの職員が、働く中で最も苦しいと感じることの中に「職場の人間関係」
を挙げています。どの階層の職員であるかは関係なく、「同僚や先輩との人
間関係が上手くいかず困っている」という声は多く聞かれます。何となく遠
慮があったり、お互いに言いたいことが言えなかったり、思いが上手く伝わ
らないなど、信頼関係に苦慮していたり、態度や姿勢から人間関係に亀裂が
生じたりすることもよくあります。挿話のように、もし誰かが、この若者の
ために時間をとり、成功体験や失敗経験を共有したり、ケアすることのすば
らしさを分かち合ってくれたならば、彼は成長し続けることができたかもし
れません。しかし、仕事のすばらしさを分かち合えず、しんどい時や苦しい
時に助けてと言えない職場環境が、彼を「建てかけの家」にしてしまったの
ではないでしょうか。
　介護労働実態調査 [2018] によれば、「現在の仕事を選んだ理由」として
「働きがいのある仕事 (49.3%)」「人や社会の役に立ちたい (29.5%)」の割

合が高い一方、離職理由では、「職場の人間関係に問題があった（22.7％）」が最も上位を占めています。ケアの仕事にやりがいや成長の可能性を感じ、人の役に立ちたいという思いを抱いて福祉職場へ入ってきたのに、職場の苦しい人間関係の中で自分の成長や達成感を感じることができず、離職していく職員が多くいるのです。「職場環境・人間関係への配慮」が就職先で実現されていない場合、中小企業に就職する労働人材の7割以上が離職意向を示しているという結果も示されています［中小企業白書、2017］。

　このように、現在の福祉職場では、「職員間の人間関係」が大きな問題となっているのです。見逃してならないのは、職員間の人間関係はケアの質にも大きな影響をもたらすという事実です。職員間の人間関係の軋轢やトラブルは、職場全体に深刻な影響を与えます。人間関係の悪化がストレスを高め、業務水準の低下を招き、働く意欲や職務満足度の低下をもたらします。その結果、介護の質、保育の質、支援の質にも大きな影響を及ぼすのです。このような意味からも、福祉職場の人間関係を良好なものにしていくことは、早急に取り組むべき最優先の課題と言えるでしょう。

人間関係のジレンマ

　ジレンマとは、「相反する二つの考えや価値観のあいだで板ばさみに合い、決めかねる状態であり、その時に感じる葛藤」［川村、2006：87］のことです。福祉職場における人間関係は同僚、先輩、後輩、上司との関係や、チーム内や職種間の関係など多岐にわたります。雇用形態の異なる立場の職員との関係もあります。職員は、利用者や家族と関わる中で感じる倫理的なジレンマ以上に、職場の人間関係の中で感じる葛藤という二重のジレンマにさらされることが多々あります。人間関係の中で感じるジレンマを「対人葛藤」といいます。仕事の姿勢や考え方、相性や個人的な折り合いから対人葛藤が生じると、仕事に嫌気がさして働く意欲を失ってしまい、燃えつきてしまうこともあるのです。

　ケアすることのやりがいや喜びは、利用者との人間的なかかわり合いの中にあります。しかし、より良いケアをしたいという思いを持っていても、職場の人間関係によるジレンマから、ケアに専念したくてもできない、心に余裕をもってケアにあたることができないと感じている職員は少なくないのです。さらに、これに加えて、業務の効率性や目に見える成果を何より優先する功利主義的（序章参照）な職場環境では、状況はさらに深刻なものになります。一つひとつの業務が雑になったり、利用者に関わる態度が事務的になるなど、思いやりや優しさに欠けてしまうことがあるのです。その結果、利用者の心の面にも大きな影響を及ぼします。職員間の人間関係が良好な職場であれば、利用者の心は安らぎますが、人間関係が良好でない場合は、利用者は強い不安感を覚えます。心穏やかに過ごせなくなり、不安や恐れ、苛立ちなどの感情を抱きやすくなるのです。これは職場にとっても大きな損失です。この損失を回避するためにも、職場の人間関係を良好なものにしていくことは、福祉職場における人材マネジメントの重要な課題なのです。

人材マネジメントの空白地帯

　現在の福祉職場の人材マネジメントは、職員採用・育成・定着のための工夫や、人事管理システムの整備、給与体系・福利厚生制度の導入など、体制面の整備としては進んできています。人材育成においても、OJT（職場内研修）や OFF-JT（職場外研修）、SDS（自己啓発支援）など、研修教育システムは体系化され、職員の資質向上や職場の活性化の取り組みは広がってきています。業務マニュアルも整備され、福祉職場の人材マネジメントはより充実したものになりつつあります。しかしその一方で、実際の現場では「OJT が上手くいかない」「新任職員が育たない」「理念が職員に浸透しない」などの声が多く聞かれるのも事実です。人事管理システムを見直したとしても、整えられたのは書類上だけで、職員が成長しているという目に見える成果が見られない、チームワークの向上にもつながっていないという状況に手

をこまねいている福祉職場は数多くあるのです。

　なぜ、そのような状況になっているのでしょうか。その一端は、人材をマネジメントするうえで、もっとも重要な要素への対応が不十分なためと考えられます。表面上は、確かに制度や仕組みの整備は進んだにもかかわらず、「職員間の人間関係」をどのようにして良好なものにしていくかというソフト面での取り組みが、未だに十分に行われていないことが一因と考えられます。一例を挙げれば、人材育成において、研修教育プログラムに「チームワーク」や「連携・協働」という要素は盛り込まれているものの、ごく表面をなぞるだけの内容になっている場合があります。「人間関係は大切」「チームワークは重要」といった机上の理解に留まっているのが、多くの福祉職場の現状なのではないでしょうか。そのことが、人材育成をステレオタイプなもののみに傾斜させてしまい、単に形だけのモチベーション向上や技能のスキルアップ以上の営みではありえなくなっているのです。介護や相談支援の技術に優れた人が同時に人間的な意味においてもロールモデルになり得るという保証はありません。むしろ、失敗しても折れない勇気や上手くいかないときに寄り添ってくれる優しさを持った人柄など、そうした人間性に触れてこそ、人材育成や理念の浸透は実現できるのです。

　職員がやりがいを持って働くことができ、成長できる職場環境は、信頼を土台とした良好な人間関係の中で築かれるものです。良好な人間関係は、礼儀正しさや思慮深さ、誠実さや謙虚さといった倫理的徳を、自然なふるまいとして積み重ねる中で築かれていきます。

　その意味でも、福祉職場の人材マネジメントを構造化してみると、今の福祉職場の大きな問題は、職員同士が、互いに理解し、支え合い、成長するための基盤となる「人間関係への働きかけ」の領域が、空白地帯になっていることなのではないでしょうか（図1）。

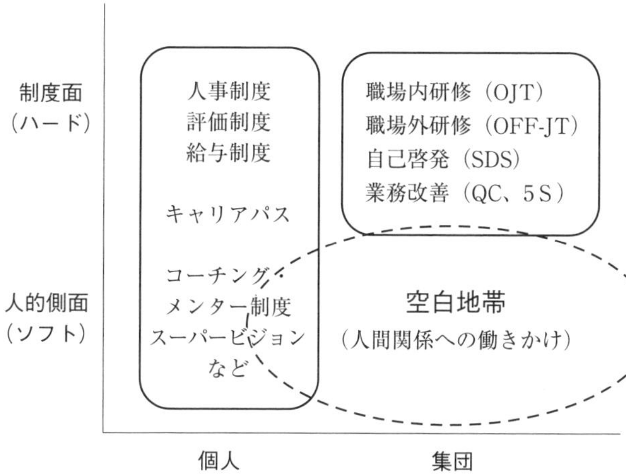

図 1　福祉職場の人材マネジメントの現状
(筆者作成)

3. 対　　　話

対話（ダイアローグ）とは

　「対話」とは、他者の声に耳を傾けることを意味します。ギリシャ語の「ディアロゴス（dialogos）」を語源とします。「ディア（dia）」は「〜を通して、分かちもつ」ことを意味し、「ロゴス（logos）」は「言葉」です。「対話」は「言葉を通して、分かちもつ」ことを意味します。対話は二人だけでなく、輪になって何人の間でも可能です。対話には、二つの作用があると言われています。一つは、自分自身の経験や思いを人に話すことで、自分のことを見つめ直したり、感情に向き合う機会となります。語り合うことによって、その意味や経験を分かち合い、お互いの理解を深め合うことができるのです。二つ目は、対話を重ねることによって、その人なりの語りの意味が共有できれば、お互いになすべきことが分かり、職場の中に協調性が生まれます。

　対話は、雑談や議論とは異なり、「聴くこと」に重きを置きます（表1）。

よく聴いてもらうことで、相手への信頼感や安心感が生まれます。ここでは何を言っても大丈夫だ、拠り所となる場だと感じたとき、対話による語り合いは意味を持ちます。自分の価値観を押しつけ合うのではなく、お互いの思いや気持ち、体験を丁寧に語り合うことで、相手の考えや心情を汲み取ったり、相手の立場を想像したり、自らを振り返ることができるのです。対話の中で生じる「沈黙」も、深い気づきのための助けになります。共感的に受けとめてもらえたという体験のある人は、自尊感情が高められ、心を健康に保つことができます。逆に、よく聴いてもらえない、理解してもらえないという体験が繰り返されると、自尊感情は傷つけられ、人に対する不信感や孤独感を生むことになりかねません。

表1　雑談・議論・対話の違い

雑談（会話）	議論	対話
自由な雰囲気	緊迫した雰囲気	自由な雰囲気
たわむれの	真剣な	真剣な
おしゃべり	話し合い	話し合い

出典：中村淳・長岡健（2009）『ダイアローグ 対話する組織』

　職員間の人間関係のトラブルの発端は、多くの場合が捉え方や価値観のズレにあります。個々に見ている現実や感じ方が違うことを考えると、そのズレは避けようのないことかもしれません。しかし、表面的な会話や言葉のやり取りに終わってしまえば、その背景にある複雑な事情は相手に理解されず、誤解と不信を生んでいくことになりかねません。このことが、ときに人を追い詰め、深刻な事態に発展することもあるのです。

　業務の成果や効率性を優先的な価値とする功利主義的な職場環境では、数値に換算しえない配慮や思いやりは捨象され、仕事の本質に関わる多くの意義や本当の悩みや苦しみが語れなくなっている、あるいは語りづらくなっていると考えられます。第2章でも指摘しているように、業務がいかに効率よ

くこなせるかが評価基準となり、価値（支援を方向づける理念）や肯定的評価（働き甲斐、自己成長感）などが、職員間で語られにくくなっているのです。

　そのような中で、互いが互いを支え合い、励まし合い、補い合うことのできる道徳環境（モラル・エコロジー）（序章参照）について語ることは、無意味どころか、業務を妨げる弊害とさえ考えられるかもしれないのです。その歪（ひず）みが、職員間の人間関係の問題となって現れていると言えなくもありません。

何について対話するのか

　多くの福祉職場では、日々の多忙な業務に追われ、ケアの意味や理想をじっくり語り合い、分かち合う機会も少ないのが現状ではないでしょうか。しかし、ケアの原点は、利用者が抱える辛さや苦しみの傍らで、それらを共有することにあります。その意味でも、自らが理想とする支援とは何か、理想的なケア専門職とはどのような人なのか、について皆で語り合うことは、大いに意義のあることでしょう。介護や相談支援のスキルなど技術（テクネー）のみに優れた人が同時に人間的な意味においても理想とすべき人であるとは限りません。むしろ、上手く行かない時に寄り添い、励ましを与えてくれる優しさをもった倫理的徳を備えた人柄の中に理想的な人間像を見るのです。

　また、福祉実践は、その性質上、多くの「失敗」に直面せざるをえない領域です。思いが伝わらないこと、尽くしても報われないこと、職員は日々これらの事態に直面しますが、こうした経験はいかに避けようとしても、避けられない経験でしょう。こうした失敗や至らなさをめぐる対話も、将来の自らの成長のためには、大いに意義深いことです。人間的な成長は、成功体験だけでなく、失敗経験を受容し、その意味を洞察することの積み重ねによって促されると考えられるからです。

　さらに、職員同士で共有すべき価値についても、語り合う意義があります。職員一人ひとりが心の奥底に抱く価値観は、職員間の人間関係にも大きな影響を与えます。どのような福祉観、支援観、倫理観をもっているのか、私たちは何のためにこの仕事をしているのか、何を最も大切したいのか、といった共有すべき価値すなわち「共通善」について語り合うことは、同時に、職員が目指すべき理想について語ることに他ならないからです。

他者との"交わり"

　福祉職場では、職員が理念や方針を共有し、その方針にそって業務を行っていくことが求められます。しかし、個々の職員は業務への向き合い方や価値観も多様です。多様性を認めながらも、理念や方針に沿った業務を共に行っていくためには、お互いを理解し、信頼を深めていく営みが大切です。その前提となるのが、良い人間関係です。良い人間関係には、「信頼する、支援する、励ます、意見の違いを認める、受容する、尊敬する、傾聴する」といった行動が伴います［ウイリアム・グラッサー、2003］。この関係を築くために必要なのが、他者との"交わり"です。人間関係には「関わり（relation）」と「交わり（communication）」があると言われています。「関わり」は片務的（与える側と受け取る側の関係）であるのに対して、「交わり」は双務的（互いになし得ることを交換し合うこと）で双方に利益をもたらす関係を意味します。序章でも述べているように、「私たちは、他者との関係性によってつくられ、その本質を規定される存在」なのです。この"交わり"の中で、職員は互いに何かを与えたり、与えられたりしながら、信頼を深めていくことができるのです。

　その一方で、他の職員との"交わり"が失われてくると、周囲に対する興味・関心も薄れていき、働く意欲や連帯感も低下してしまいます。職場の中で、本音で話したり、励まし合ったりという関係性は失われ、希薄化した人間関係が、先述の挿話のような若者を生み出してしまうとも考えられま

す。自分と違う価値観をもった他の職員との“交わり”を通じてこそ、「信じ、学び、与える」という関係性が育まれます。このような人と人との相互作用を深める関係を、職員間の相互の内発的な営みとしての「ケアリング関係」と言い換えてもよいと思います。辛いとき苦しいとき、誰かにいてもらうことによって安心感に包まれ、互いに、励まし、赦し合う関係性に恵まれることを意味します。これは、決して傷のなめ合いや馴れ合いの関係を意味しません。他者の価値観に敬意を抱くというような態度は、私たちが極めてヴァルネラブル（傷つきやすい）な存在であり、不完全で相依的（interdependent）（序章参照）な存在であることなど、人間の本質的な在りように由来していると考えることができるからです。

　職員間の人間関係が、職員の心理や業務の質に大きな影響を与えることを考えれば、職員が、他者との“交わり”を通して、互いに励まし、赦し合うといった倫理的徳を育む職場環境が不可欠といえます。「モラル・エコロジー」は、まさにこの道徳環境について考えることを指しています。モラル・エコロジーには、徳の育成を可能にする十分な環境が保障されなければならず、それは、対話による語り合いの中で育まれるものなのです。

対話による協働へ

　対話による語り合いは、職員間の「協働」のためのコミュニケーションとも言えます。他者と交わることの中で、人間的な成長を助けることについて、ミルトン・メイヤロフは、「成長、自己実現を助けるようなケアは、対話的なかかわりの中で相手の存在を受け入れ、その声に耳を傾けることから始まり、深まっていく」と述べています［﨑川、2016：43］。このことは、利用者との関係のみならず、職員間の人間関係においても、対話的な「やりとり」の中にあることの重要性を示唆しています。人間的な成長が実感できれば、それは喜びとなりますが、その実感を得られないまま仕事を続けることになると、職員は不安を覚えます。自分一人だけで問題や悩みを抱え込む

のではなく、職場の同僚、先輩、上司といったさまざまなレベルの人たちが、一人ひとりを護り、人間的に成長できる対話的な職場環境があることで、職員はやりがいや信頼感、連帯感をもって仕事を続けていくことができるのではないでしょうか。

　このような職場環境を作っていくためには、何か大がかりな仕掛けや取り組みが必要というわけではありません。他の職員との交わりの中で、「対話」という習慣を根づかせることによって、職場内に「お互いさま」という文化（互酬性規範）を創り出していくことにほかなりません。このように、相依的で協働的な職場環境のことをモラル・エコロジーと言うのです。

4. 協　　　働

関係性としての協働

　「協働」とは、「同じ目的のために、力を合わせて働くこと」を意味します。協働には、協力する、尊敬し合う、目標を共有するといった特徴があります。福祉職場においては、職員が理念や方針を共有し、それに基づいて支援が行われることが理想ですが、職員の価値観や支援観は多様です。そのような状況の中で、個々の職員が対応すべき課題を共有し、多様性を生かしつつ、協力しながら事に当たっていく関係性のことを「協働性」と言います。

　教育社会学者のハーグリーブスは、相互の開放性・信頼性に支えられた相互依存的で改善志向的な協働を志向するものが「協働文化」であると述べています［ハーグリーブス、1994］。相手の得意なことや強みは、その力が十分に発揮できるように関わるとともに、お互いに不得意なことや弱さをも受け入れて、さりげなくカバーしながら、ともに仕事をしていく、そのような職場風土のことを協働文化と言うことができます。職場における協働文化は、職員間の良好な人間関係や信頼関係に裏打ちされ、本音で話し合い、支え合っていける職場風土と言えるでしょう。福祉職場における人材マネジメ

ントの空白地帯では、対話による人間関係への働きかけを通して、この協働性をいかに高めていくかが鍵となります。

　協働には、対話によって、お互いの意見を率直に交換し合える関係が不可欠です。実際に協働していくための方法として注目されているものに、「チーミング（Teaming）」という考え方があります。チーミングは、「協働する」という『活動』を表す造語であり、「人々とかかわること、違った考え方に耳を傾けること、一体となって動くこと、判断を共有すること」といった行動が含まれます［エイミー・C・エドモンドソン、2014：12］。

　日々いろいろなことが起こる福祉職場では、その都度、状況適合的に適切な判断や対応が求められます。より良い支援を行うためには、どんな状況にあっても、自らが他の職員と相互依存的な関係にあり、チームの一員であることを自覚しておく必要があります。そのうえで、問いかけ、支え合いながら事にあたる姿勢が求められるのです。チーミングには、四つの行動が伴います［エドモンドソン：71］。

　　◆ 率直に意見を言う　　◆ 協働する　　◆ 試みる　　◆ 省察する

　個人間でじかに誠実な会話、すなわち対話ができるかどうかが、チーミングにとっては重要なのです。率直に意見を言うとは、質問する、意見を求める、助けを求める、過ちや心配ごとについて話すといった行為が含まれ、誠実さが特に重視されます。そのうえで、尊敬し合い、目標を共有し、協力し合うといった協働の姿勢が求められます。さらに、試みるという行為を通じて、何事も一度で上手くいくことを期待しないで、個人と個人の交流の際に生じる相互依存の不確実性を受け容れることも重要になります。そして、協働の過程と結果をしっかり観察し、振り返るといった省察が重視されます。このような行動によって職員間の多様な交流が促されれば、職場の人間関係はより充実した、意義深いものになるでしょう。チーミングが定着している職場では、職員は互いから学び、仕事についてより広く、深く理解できるようになることが期待できます。

協働を促す安心・安全な場

　職員に業務上の失敗や至らなさがあったとしても、それへの対処のための支援を惜しまないような寛容な職場環境があれば、職員は保身よりも、前向きな協働に向けて思う存分集中できます。精神的に安心・安全な環境が保障されていれば、業務上の失敗や過ちを一方的に責められたり、低い評価を与えられることもないでしょう。また、自ら手助けを求めても、不快に思われたり、恥ずかしい思いをする心配もありません。

　こうした職場では、気がかりなことがあれば、皆で取り組むことができ、職場で仮面をかぶる必要がなく、ありのままの自分でいられるといった良い兆しが現れます。さらに、実りある対話も促され、業務上の失敗や過ちについても、隠すことなくつまびらかにできます。なぜ失敗したのかを話し合い、失敗から多くのことを学ぶことができるのです。ここでの学びは、単に知識や技術を増やすことではなく、「新しい経験や考えを全人格的に受けとめていくことによって、その人格が再創造されること」を意味します［ミルトン・メイヤロフ、1987：29］。このような職場環境の中で、率直さ（装わないこと：18の徳のひとつ）や謙虚さ（自分を受け容れること）［アンドレ・コント＝スポンヴィル、1999］という倫理的徳も育まれます。さらに、相手の気持ちを大切にする気働きやユーモアの機微も育まれるでしょう。こうした職場環境は、個々の職員が、誠実さや寛容さ、赦しといった倫理的徳を育んでおり、職員が互いに信頼し、尊敬の念を抱いていることで培われます。徳が積み重ねられていくことで、新たな徳も育まれ、さらに成長していける、そのような好循環を生み出す環境がまさにモラル・エコロジー（道徳環境）です。このような職場環境があれば、職員は心穏やかに働くことができ、互いに謙虚に学ぶことができるので、業務水準も高くなります。利用者への支援の質にも良い影響を与えるでしょう。

協働と交響圏

　徳が徳を生むような職場環境のあり方について、見田宗介の「交響圏」という考え方が示唆に富んでいます。見田は、社会の理想的なあり方を構想する二つの発想様式として、「交響圏」と「ルール圏」という考え方を示しました。「交響圏」とは、他者を「生きることの意味の感覚とあらゆる歓びと感動の源泉」とみなすのに対し、「ルール圏」では他者を「生きることの相互の制約と困難の源泉」とみなします。前者は歓びと感動に満ちた生のあり方や関係のあり方を追求し、後者は人間が相互に他者として生きるということの現実から来る不幸や抑圧を、最小のものに止める「ルール」を明確化していこうとするものです［見田、2006：172-183］。交響圏では、個人の同質性ではなく、異質性をこそ、積極的に希求し享受することをよしとします。そこでは、「他者の歓びが直接に自己の歓びであり、自己の歓びが直接に他者の歓びである」［見田、2006：196］という関係が成立しています。

　このような考え方を、今の福祉職場に当てはめてみると、職場の人間関係や職員が抱える課題への対応について、人事管理や職員育成システムなどの施策は、ルール圏を前提とした職場環境の整備といえます。しかし、これらの人事管理施策や職員育成システムの整備のみでは、利用者への向き合い方のみならず、職員間の人間関係をめぐる共感や共苦（compassion）の心情が考慮される余地が少ないことも指摘しておかなければなりません。これからの福祉職場には、ルールに依拠した成果志向や効率性を重視する功利主義的な職場環境の整備以上に、人間関係に働きかける「対話」と「協働」によって、人と人が交わり響き合うような「交響圏」を志向した人材マネジメントが求められているのではないでしょうか。

　このような交響圏を志向した職員間の人間関係への働きかけを、「ケア関係」に置き換えてみると、ケアしケアされる相依的な関係性を育てることと言えそうです。ケアされる者の成長が、同時にケアする側の人間的成長をもたらすという互恵的な関係性を促す面もあると思われます。互恵性に基づく

　ケアリング・ネットワークが職場の中に幾重にも築かれたならば、職員の誰もが、唯一無二の存在として認められ、支え合い、学び、成長し合える、人間関係に恵まれた「豊かな職場」が実現できるのではないでしょうか。

　このような職場環境を創造するための手がかりのひとつとして、徳倫理（virtue ethics）が参考になります。徳倫理は、ルールや結果に依拠する倫理とは違い、人柄に依拠する倫理と言われています。その人の身についた人柄の自然な表現として、善を自然に行える人を育成すること、すなわちいかにして徳を獲得するかということが重要とされます。今の福祉職場に必要なのは、「対話と協働」を通じて職員間の人間関係に働きかけ、倫理的徳（エーティケー・アレテー）を積み上げていく営みであると言えるでしょう。

5．人間的成長を育む職場環境づくり

福祉職場に求められる倫理的徳

　これまでみてきたように、今の福祉職場には、励まし合い、支え合うことのできる道徳環境（モラル・エコロジー）が必要です。筆者は、この道徳環境を「対話と協働」といった関係性の中で育んでいくことの必要性について述べてきました。

　それでは、職場の中でこのような関係性を築いていくために、福祉職員にはどのような倫理的徳が育まれるのが望ましいのか、あらためて整理してみます。多くの諸徳の中から、筆者は次の五つの徳を挙げたいと思います。

　①　真心と正直さのある「誠実」の徳
　②　深い心で受け容れる「寛容」の徳
　③　互いの成長を信じる「信頼」の徳
　④　学ぶ姿勢を持ち続ける「謙虚」の徳
　⑤　人の心を和ませる「ユーモア」の徳
「誠実」とは、真心をもって人や物事に接することです。誠実な人は正直

であり、言動や行動に嘘、偽りがありません。誠実さは人間性の根幹であり、人間関係に大きな影響を与えます。誰も見ていないところでも、心を込めて支援したり、相手の悩みを聴いたりできる態度です。また、ともに働く職員が誤った考えや態度で利用者や他の職員の尊厳を傷つけるような場合は、見て見ぬふりをせず、厳しく諭す正義感も誠実といえます。誠実さは、人間関係の中で獲得していく徳なのです。

　「寛容」とは、広く深い心で人を受け容れ、また与える徳です。他の職員の言動に、憤りや苛立ちを感じることがあっても、心を平静に保ち、相手の話を忍耐強く聴いたり、その人が自ら考え、感じる余裕を与えることです。そのうえで、改めるべき点があれば、相手が理解し納得できるように、わかりやすく丁寧に伝えます。何か条件をつけて、相手を従わせたり、思うようにならないからと言って感情に任せて叱責したりはしません。寛容は、他者の成長に対する敬意の表れであり、人間的成長に欠くことのできない倫理的徳なのです。

　「信頼」とは、相手が自らの力で成長できることを信じることです。他者は他者として尊重し、仮に失敗や至らなさがあったとしても、その過ちから学ぶことができると信じることのできる徳です。「信頼を勝ち得たならば、支援の半分以上は終わっている」と言われるように、信頼は人と人との関係をつくる揺るぎない基盤となります。信頼が欠けると、相手よりも優位に立とうとしたり、ある型に当てはめようとしたりします。愛想がよく言葉が巧みで自分を信頼させるのが上手い職員よりも、不器用で話下手でも、まじめで実直に、悩んでいる他の職員の相談に乗り、励まし、ともに状況を改善しようと努める職員の方がより厚い信頼を得ることがあります。信頼関係を築く真の力は、人間性や人格を高めることで、にじみでる力にほかならないのです。さらに、この信頼は、相手だけでなく、自分自身にも向けられるものです。自分の可能性を信じることは自ら成長を遂げるためには不可欠な要素なのです。

　「謙虚」とは、どのような状況からも学ぼうとする姿勢のことです。人の意見に素直に耳を傾け、相手の良さを尊重できる徳です。職場の同僚や先輩、上司に限らず、若手職員や実習生である学生に対しても、自分を育ててくれる大切な存在としてとらえることができます。相手を見下したり、侮ったり、思い上がって横柄な態度を取るようなことはしません。相手がどのような立場であろうと常に敬意を払い、慎ましやかです。相手にあって自分にないものを取り入れようとし、自らを高めることに努めます。学ぶ姿勢で人と素直に関わることができるため、自ずと人間関係も円滑なものになります。

　福祉職場において、尊重し合い、励まし、支え合える人間関係を築くためには、職員の中にこれらの倫理的徳が育まれることが望ましいと言えます。さらに、これら四つの徳に加えて、身につけるべき倫理的徳として、「ユーモア」の徳を挙げておきたいと思います。

　「ユーモア」は、人の心を和ませます。悲しみを喜びに変え、苦しみを楽しさに変えます。ユーモアには、品格や気遣いがあり、どんなささいなことにも楽しみを見つけることのできる純粋さがあります。日常の何気ないことにも、見方を変えれば幸せや楽しみを見つけられるような、物事を多方面からみられる"まなざし"があります。弱さや脆さ、不安、むなしさや孤独を抱えている職員の傍らで、辛さに寄り添いながらも、微笑むことを忘れない徳です。福祉職場の人間関係を円滑にし、より良いものにしていくためには、これらの徳が、態度価値として職員の中に育まれることが望ましいと思われます。

ドゥーリアとしての職場環境を育む

　倫理は、「人としてふみ行うべき道」であり、内的な自律から生じ、人間的な成長を後押しします。この場合の人間的成長とは、「各人のもつ倫理的性質（いわゆる、徳）が完成へと向かって陶冶されてゆくこと」（序章参照）を意味します。これまでみてきたように、倫理的性質には、知性的な鍛錬によって得られる「知性的徳」と、習慣の中から身につけていく「倫理的徳」

の二つがあり、このうち倫理的徳には、「誠実」「寛容」「謙虚」などの徳性や、他者の可能性を信じてその成長を支援するという徳性が含まれます。

　理想的な人間性や徳性はそれらが適切に生まれ育つ環境を不可欠の前提とします。福祉職場において、望ましい職員を育成していくためには、知性的徳としての専門的な知識や技術の習得、向上だけではなく、同時に倫理的徳を育むための、よい道徳環境すなわちモラル・エコロジーが保障されることも必要なのです。この道徳環境とは、互いに共感したり、励まし合ったり、学び合う関係性に恵まれることです。筆者は、その条件として職場が安心・安全な場であること、真剣に語り合えること（対話）、力を合わせて働くこと（協働）が必要であると述べました。ヌスバウムも挙げているように、徳倫理の観点からみれば、心から人を愛せる環境、気兼ねなく笑える職場環境は、倫理的徳が育まれてこそ実現できると言えるのです。

　このような職場環境のことを、エヴァ・F・キテイの言葉を借りれば、「ドゥーリア」と呼んでもよいかもしれません。「ドゥーリア」とは、ケアする人がケアされる環境のことを表しています。支援する側には、支援される側以上に、多くのものに支えられることを必要としています。なぜなら、支援する側も、ひとりの個人としては弱くて傷つきやすく、お互いに依存し合っている存在だからです。その「弱さ（vulnerability）」に向き合い、取り巻く関係性を編み直す、そのような支え合いや協働のあり方を「ドゥーリア」と言うのです。お互いに弱さを見せ合えるからこそ、そこには絆が生まれます。その絆から親密さや信頼関係が生まれ、より良い人間関係が育まれていくのです。

　モラル・エコロジーとは、このドゥーリアを実現するための道徳環境とも言えるでしょう。ドゥーリアが実現した時、その時はじめて、福祉職場は「ただ働く（job）ための場所」ではなく、「よく働く（calling）ための場所」になるのではないでしょうか。

6. おわりに

　本章では、福祉職場が抱える人間関係の問題について考えてきました。職場の人間関係は、職員の働く意欲に影響を与えるだけでなく、ケアの質にも大きな影響を及ぼします。しかしながら、今の福祉職場の人材マネジメントの現状は、人事管理施策や人材育成システムなど制度面での環境整備に傾斜しており、職員同士が、支え合い、成長するための基盤となる「人間関係への働きかけ」が空白地帯になっていることを指摘しました。

　この空白地帯を埋めるための試みとして、「対話」と「協働」の可能性に言及し、仕事の意義や価値についての理解の共有や、他者との交わりの中で交響的な関係性を築いていく必要性について述べました。「対話」による語り合いは、理解と共感を生み、「協働」による支え合いは、連帯感を生み出します。今の福祉職場には、このような取り組みを促す環境が必要であり、その環境がモラル・エコロジー（道徳環境）であると述べてきました。この道徳環境の中で「信頼」や「寛容」といった倫理的徳が育まれ、職員の間に絆が生まれます。良い人間関係が育まれる中で、人間的な成長は促されるのです。

　行為する者の徳について語る徳倫理は、行為の規範（義務論）や行為の結果（功利主義）について語る倫理ではなく、あるべき理想像（理想的人格や理想的社会）について語るところから、希求倫理（aspirational ethics）と呼ばれます。以前から「福祉は人なり」と言われ、人を育てることの意義については、繰り返し述べられてきました。しかし、どのように育てるかといった方法論に関心が寄せられ、どのような人を育てるかについては、実利的な意味以上には、語られてこなかったように思います。今、福祉職場に求められているのは、どのような人を育成していくかということであり、そのためには理想を語れる職場環境づくりが必要だと言えるでしょう。

（仁志田訓司）

参考文献

・アンドレ・コント＝スポンヴィル、中村昇・小須田健・C・カンタン訳（1999）『ささや かながら、徳について』紀伊國屋書店

・ウイリアム・グラッサー、柿谷正期訳（2003）『グラッサー博士の選択理論 ― 幸せな人間 関係を築くために』アチーブメント出版

・エイミー・C・エドモンドソン、野津智子訳（2014）『チームが機能するとはどういうこ とか ―「学習力」と「実行力」を高める実践アプローチ』英知出版

・AmyWrzesniewski et al.（1997）"Jobs, Careers, and Callings: People's Relations to Their Work"*Journal of Research in Personality Volume 31*

・エヴァ・フェダー・キテイ、岡野八代・牟田和恵編監訳（2010）『愛の労働あるいは依存 とケアの正義論』白澤社

・Oxford University Press　https://www.oxfordlearnersdictionaries.com/（参照：2019.11.25）

・川村隆彦（2006）『支援者が成長するための 50 の原則 あなたの心と力を築く物語』中央 法規出版

・公益財団法人 介護労働安定センター（2018）「平成 30 年度介護労働実態調査」

・﨑川修（2016）「ケアとは何か」ノートルダム清心女子大学人間生活学科編『ケアを生き る私たち』大学教育出版

・中小企業庁編（2017）「中小企業白書 2017 年度版 中小企業のライフサイクル 次世代への 継承」

・デヴィッド・ボーム、金井真弓訳（2007）『ダイアローグ ― 対立から共生へ、議論から対 話へ ―』英知出版

・中原淳・長岡健（2009）『ダイアローグ 対話する組織』ダイヤモンド社

・中村和彦（2015）『入門　組織開発 ― 活き活きと働ける職場をつくる ―』光文社新書

・Hargreaves, A.（1994）"Changing Teachers, Changing Times: Teachers, Work and Culture in The Postmodern Age"*OISE Press.*

・見田宗介（2006）『社会学入門 ― 人間と社会の未来』岩波新書

・ミルトン・メイヤロフ、田村誠・向野宣之訳（1987）『ケアの本質 生きることの意味』ゆ みる出版

・M. ヌスバウム、マーサ、神島裕子訳（2012）『正義のフロンティア ― 障碍者・外国人・ 動物という境界を越えて ―』法政大学出版局

第4章
ケア実践における関係性と徳倫理

1. はじめに

まず、ある本の一節を紹介することから始めたいと思います。

「変わってはいけない」
　わたしは何年間もノイローゼでした。わたしは心配し、落胆し、自分のことしか考えませんでした。皆がわたしに変わるように言いつづけました。皆がわたしに、わたしはノイローゼだと言いつづけました。
　そしてわたしは、皆を恨みました。彼らをもっともだと思いました。そして変わりたいと願いました。でも変わることができませんでした。どんなに変わろうと努力しても。
　わたしを何よりも傷つけたのは、親友もわたしをノイローゼだと言いつづけたことでした。彼もまた、私に変われと言い張るのでした。
　そしてわたしも、親友の言うことをもっともだと思いました。でもわたしは、彼を恨めしく思う気持ちを抑えられませんでした。わたしは気力を失い、何もすることもできなくなりました。

$$* \quad * \quad * \quad *$$

　それからある日、彼はわたしに言いました。「変わってはいけない。君のままでいなさい。君が変わろうと変わるまいと、どうでもいいことだ。私はありのままの君が好きだ。君が好きなんだよ。」
　これらの言葉は、私の耳に音楽のように響きました。「変わってはいけない、

変わってはいけない、変わってはいけない……私は君が好きだ。」

　そしてわたしは安心しました。そしてわたしは生き返りました。そして、ああなんという不思議！　わたしは変わったのでした！

　今、わたしは知っています。わたしが変わろうと変わるまいと、わたしを愛してくれるだれかをみつけるまで、わたしはほんとうに変わることはできなかったのだということを。

アントニー・デ・メロ、谷口正子訳（1985）『小鳥の歌』女子パウロ会
（原文を尊重してそのまま引用しています）

　「このままではいけない」「何とかしなければならない」「変わらなければならない」と思うけれども、いくらあがいても、それは、わたしのままでは難しいことなのです。「変わろうと変わるまいと、わたしを愛してくれるだれか」、つまり、そんな、どうしようもなく「弱い」わたしの存在そのものを尊重してくれる他者の存在によって、わたしたちは生かされるのです。「人間は変化に対する無限の潜在的可能性を持つ」ものですが［シモーヌ・ローチ、1996：23］、変化や変容は、このように、関係性のなかにおいてのみ現実のものになるのです。また、唯一性や代替不可能性という属性を持つ、ゆえに、「変わってはいけない」一人ひとりの尊厳は、弱さのなかに、関係性のなかにこそ見いだされるものなのではないでしょうか。

　本章では、筆者の師であり、目指すフロニモス（知性的徳と倫理的徳を兼ね備えた実践者；序章参照）である、精神科医の山本昌知医師へのインタビューと、株式会社メゾネットが中心となって実践している、モンテッソーリケアという認知症ケアの取り組みの一部を紹介しながら、序章にある「語りえぬもの」のうち、利用者とケア専門職の関係性と、ケア実践における失敗体験の意味に焦点を当てて考察を試みました。ここで言う失敗体験は、単に失敗という結果のみではなく、ケア実践のプロセスにおける、困難さ、行き詰まり、不全感、苦悩、葛藤、逡巡などの意味を含みます。

2. 専門職としてかかわることとケア関係

　冒頭の詩は、ずいぶん前に、山本医師が、ある男性の患者 A さんから渡されたものです。山本医師は A さんのために、とにかく、夜中だろうが、いつだろうが、必死に力いっぱいかかわり支援したそうです。かかわり始めて 10 年が経ったとき、外来に来た A さんは、「長い間ありがとうございましたと言いたいけれど、よくもイジメてくれた。10 年間を返してほしい。それが 10 年間の感想だ」とこの一節を渡し、「10 年間を返せと言われても無理だろうから、これを専門職の前で読んでくれ」と言いました。山本医師は、「一生懸命かかわっていた患者さんだったからとてもショックだったけれど、その詩を読みながら彼と話しをしていると、彼がどれだけ苦しんだかということがわかった。これだけかかわっているのに、甘えているとか、そんな風に思っていた僕は、彼の苦しみを受け止められていなかった」と当時を振り返りました。A さんがケア専門職に伝えたかったメッセージは、ケア専門職が一般的とか常識的という形で、「こうすべき」「こうあるべき」などと言うことは分かるけれど、そのことが、どれだけ自分たちを苦しめるのかについて心してほしい。ケア専門職は、自分たちのかかわりについて、いつも患者のため、利用者のために、よいことをしているとばかり思っているというものでした。

　このような、一生懸命かかわってもうまくいかない、尽くしても報われない体験は、多かれ少なかれ、どのケア専門職にもあるのではないでしょうか。ケア専門職の宿命と言えるかもしれません。そして、多くの場合、それらは失敗体験ととらえられてしまい、たとえ実践を振り返ったとしても、失敗しないためには「どうすれば良かったのだろう」「どのようにかかわれば良かったのだろう」という学びにとどまってしまうのではないでしょうか。もちろん、これらの振り返りや学びが、ケア専門職にとって大切であること

は言うまでもありません。しかし、うまくいかない、報われないケア実践は、本当に単なる失敗なのでしょうか。本章では、ケア実践における失敗体験の意味について、方法論ではなく、人間の人格的な成長・深化の観点から考察していきたいと思います。ここではまず、そのための手がかりとして、専門職としてかかわることとケア関係について考えていきます。

「支援する者」と「支援される者」

　山本医師は、若いころの支援観について、次のように振り返ります。

> 　「支援する者」と「支援される者」という関係の中で、「支援される者」に足りない部分を、「支援する者」がどうかかわって補い、社会にうまく適応させられるかが、援助のパターンだった。要するに援助の目的は、「支援される者」を、健常者にどこまで同化させるかということだった。しかも、それはすべて、目に見える機能的な社会との関係のみに着目していた。

　このような、「支援する者」と「支援される者」の一方向の矢印の関係性は、利用者とケア専門職がかかわるとき、いとも簡単につくられてしまいます。なぜならば、利用者とケア専門職の関係性は、非対称性という特性を持つからです。もちろん、その関係性は一面的であるし、ケア専門職は、利用者との対等関係がケア実践において重要であると学びます。しかし、いくら対等関係が大切であると言っても、友人として出逢うのではなく、利用者とケア専門職として出逢わざるを得ないのです。そして、ケア専門職には常に、根拠に基づいた、つまり普遍性のある知識や技術をもって利用者にかかわることが求められ、また、社会の側もその専門性を求めます。ケア専門職には、利用者との関係性における非対称性の特性を十分自覚したうえでの言動が求められるでしょう。こうした関係性の固定は、さまざまな対人援助職に共通するものと言えます。たとえば、医療では「治療する者」と「治療される者」、介護では「介護する者」と「介護される者」、教育では「教える者」

と「教えられる者」という構図になります。

専門職化の時代

　このような専門職化は、20世紀中葉を中心に、専門職に専門的知識・情報・技術を持たせることで強化されていきました。専門職は、それぞれが対象とする「支援する者」の病気や生活問題を決定し、それらに対する処方を申し渡せる権限まで持つようになっていきます。ちょうど、司祭が魂の聖職者であったように、専門職が人間の身体や生活の聖職者としての役割を担うイメージでしょうか。つまり、「支援される者」の病気や生活問題に対して、必要であると考えられることを提案するだけではなく、「何が病気で、どう治療すべきなのか」「何が正常で、何が逸脱なのか」「何が生活上の問題で、どう対処すべきなのか」ということまで専門職が決めるのです。その結果、「支援される者」は、何らかの異常や欠陥、解決すべき問題を持つ存在としての烙印がおされ、また、「主体」から「客体（行為・実践の対象）」へと成り下がってしまうのです。「支援する者」と「支援される者」の間には、圧倒的な力の差が生まれます。この関係性は、専門性が社会的に認知され、社会がその必要性を受け入れ信じることによって、より強固なものになっていきます。このような支配的な専門職化の時代について、イヴァン・イリッチは、「人びとの能力を奪う専門家の時代（The Age of Disabling Professions）」と名付け、「専門家支配を通じての市民の不能化は、幻想の権力を通じて完成される」と辛辣な批判をしています［イリッチ、1984］。

主体から客体へ

　「主体」から「客体」への転落は、「支援される者」の能力を奪います。しかし、これは単に「支援される者」が「支援する者」に身を委ねることによって、依存性が生じてしまうという意味において「能力を奪う」ことにとどまらないでしょう。

　例えば、介護の場面で考えてみます。私たちは、知識として、利用者を全人的にとらえることを学びます。しかし、介護するうちに、「車いすに乗せてあげる人」「食事を食べさせてあげる人」「排泄の介助をしてあげる人」と、「介護される者」としてのみ、つまり、介護の対象という一点でのみ、その人をとらえてしまいがちです。そこでの「主体」は常に専門職であり、「介護される者」は常に「客体」として存在し、その関係性が唯一のものとして固定化されてしまいます。確かに利用者は、「介護される者」であり、介護を必要としていますが、それはその人の一部であって、全体ではありません。ましてや、その人がその人でなくなったわけでもないのです。一人ひとりに、これまで生きてきた歴史があり、その中で形成された価値観や人生観を持つ全人的な存在なのです。

　私たちは、幼いころから、何かを「する」存在として、「何ができるか」「何を持っているか」という能力で評価されます。そういった意味で私たちは、自らの能力のみを頼りにして生きているのかもしれません。そのことが、老いに対する積極的な意味づけを難しくしていると言えるでしょう。「獲得した能力を失っていくこと」「できなくなること」、つまり、介護を必要とする状態は、避けられなければならないものであり、受け容れ難いことなのです。こうした、喪失の苦しみの中にいる介護を必要とする人に対して、「介護する者」もまた、「介護される者」という一点のみに目を向けてかかわるのです。このように、自他との関係性において、外からも内からも「何もできない価値のない人間である」と責め苛まれる結果として、存在意義の喪失がもたらされ、尊厳が奪われるのです。

自律と自己決定の尊重

　「人びとの能力を奪う専門家の時代」は、「リベラルな倫理論（序章参照）」によって衰退していきます。個人の自律性や主体性の尊重が重視されるようになり、利用者の自己決定の尊重という概念が登場しました。加えて、福祉

の市場化（措置から契約への移行）が進み、ケア専門職は、利用者の自己決定権に依拠する契約履行者へと移行していくことになります。そのことが、支配的な専門職によるパターナリズム（父親的温情主義）的な、「支援される者」と「支援する者」という絶対的な関係性を大きく変容させたことは事実でしょう。

　しかし、その一方で、あまり語られることはありませんが、利用者の自己決定権の尊重の背後で、ケア専門職の、ケア観や支援観等への無関心、あるいは、これらを自覚的に形成しなくても済むことへの免責がもたらされたのではないでしょうか。

　ケア専門職は、契約履行者として、利用者の主体性や自己決定を尊重し、利用者が求めることを支援すれば良いのだから、つまり、利用者のニーズの充足が支援の最終目的であるならば、たとえ、専門職がケア観や支援観等を自覚的に形成しなくとも、利用者が必要とすることを把握し手当てすれば良いのです。それだから、例えば、何の疑問も持たず、「利用者や家族が希望しているから」という理由のみで、いわゆる「いいなりケアプラン」が作成されてしまうのではないでしょうか。

　今日パターナリズムは批判されますが、「支援する者」は「支援される者」を自らの支援観によって引き受け、専門職として、あらゆる限りの万策を尽くし、ある意味において、責任を持って使命を全うしたと言えるかもしれません。

　そもそも、自己決定を尊重すると言うけれど、人生、病、老い、介護といったことについて、自分の考えを自分ひとりで自律的に形成することができる人は、どれだけいるのでしょうか。また、自己決定という「点」のみが重視される構造は、選択と決定の背後にある、言表可能性の閾値外にある多様な語りが顧みられず、放置されてしまう可能性があります。ともすれば、真のニーズは、明確に言葉に表現できない、漠然とした希望や不安のなかにそのヒントがあるのです。自己決定を尊重するということは、価値観と価値

観の交流による人間的対話を通じて、決定までの意思形成や意思決定のプロセスに伴奏すること、そのことに意義があるのではないでしょうか。

相依性と協働関係

　それでは、どのようなケア関係が望まれるのでしょうか。ふたたび、山本医師へのインタビューから考えてみたいと思います。

　先述したように、「支援する者」と「支援される者」の関係性は、非対称性という特性を持つものですが、一方で、変化可能性という特性も持っています。むしろ、「ひと」と「ひと」がかかわるという性質上、意識的か無意識的かは別として、その関係性は常に変化の中にあると言えるのではないでしょうか。

　Ａさんをはじめとする多くの患者とのかかわりから、自身の支援観が変化していったと山本医師は語ります。「患者さんが、自分自身の体験を通じて、いろいろなことを教えてくれる。だんだんと学ぶことが多くなっていった。最初は、否定し受け容れようとしない患者さんが間違っていると考えていたけれど、振り返ってみると、そうではないことに気づかされる。一人ひとり違う人間が存在していて、一人ひとりが求める生活のあり方も異なる」このような気づきから、「人間が存在する意味」について深く考えるようになっていったそうです。そして、今では患者との関係性について、次のように考えるようになったと言います。

　　人は人と響き合ったり、感じ合ったりすることで、それが本当の意味での支援につながっていく。「支援する者」とか「支援される者」というのではなく、そういう協働の「場」がいい影響をもたらす。そして、そういった「場」において、他者と響き合う関係があってはじめて、その人の持つ内発的なものが意味を持ちだす。

　　学び合うとか、助け合うとか、支え合うとか、そういったものがなくて、「対象化された支援」は、確かに機能的な変化には役立つかもしれないけれど、本

当に一人ひとりの人間回復のためには、対象化された関係を乗り越えた、お互いの「存在の意味」を尊重し合うような関係の中でしかできない。

このように、利用者とケア専門職の望ましい関係性は、専門性を超えた「ひと」と「ひと」との人間的対話、互いに完成の途上にある未完成な人間が、「学び合い」「助け合い」「支え合い」「補い合う」、そういった協働関係の場の上に開かれるのではないでしょうか。つまり、利用者もケア専門職も、共に「成熟した人格」ではなく、成長すべき「未完成な人格」であり、だからこそ、お互いにケアし支え合う相依性によるケア関係を通じて、お互いの尊厳を尊重し合うことができ、人格的な成長・深化につながるのです。

イリッチは専門職の万能性を「幻想」であると批判しましたが、他者に依存しない自律した個人、すなわち、リベラルな倫理論もまた幻想なのではないでしょうか。

ケア実践において専門性はもちろん重要なものですが、専門職としてかかわろうとするあまり、ケア関係における、相依性と協働関係、感情の交流、お互いの尊厳の尊重といった関係性の側面が見えにくく、「語りえぬもの」になってしまっているのではないでしょうか。

3. ケア実践における失敗体験の意味

支配的な専門職への批判と反省から、全人的医療や全人的アプローチなどが提起されていきます。認知症ケアにおいては、パーソンセンタードケアが登場しました［鮫島、2018：6］。認知症ケアは、身体介護を中心とした問題対処型のケアから、予防を第一に考えたアクティビティ中心のケアを経て、認知症の人を中心に据えたケアへと発展を遂げつつあります。このようにケア実践は、「実践することによって絶えず新しくなり、発展していく」ものでしょう［ミルトン・メイヤロフ、2000：153］。その背景には、多くの場

合「うまくいかない」「どうすればいいのだろう」といった、日々の実践と、失敗体験の繰り返しがあります。もっとも、「うまくいかない」実践があるからこそ、つまずきや不全感があるからこそ、次の実践が生まれるのです。「発達はストレスと出会って引き起こされ、葛藤は、成長する機会をつくる」ものだからです［キャロル・ギリガン、1986：204］。ここでは、ケア実践における失敗体験の意味について考えていきます。

ある保育園の光景

　皆さんは、保育園の光景としてどのようなことを思い浮かべるでしょうか？　おそらく、多くの人は、保育士の主導によって、子どもたちが一斉に遊んだり歌ったりしている、いわゆる一斉保育の光景を思い浮かべるのではないでしょうか。また、保育園の環境としては、中央にプレイルームがあり、棚は端にあるといった感じでしょうか。しかし、筆者が先日訪れた保育園では、全く違った光景が眼前に広がっていました。教室の中央に、いくつもの整理整頓された棚が置かれています。棚には、子どもたちの発達を促す、多くの教具・教材が、全て一目で分かるように並べてあります。子どもたちはその棚から、一セットの教具を自分で選び、自分の空間に持ち込んで、集中して作業をしています。椅子に座ってテーブルで作業している子どももいれば、床では、マットレスを用いた自分の空間で作業をしている子どももいます。自分ひとりの空間と時間を過ごしている子どももいれば、数名のグループで共同作業をしている子どももいます。そこには、一般的な保育園では想像することのできない、とても静かで心地よい、それでいて、子どもたちの真剣さが伝わってくる不思議な空間が広がっていました。筆者がもっとも驚いたのは、保育士の声がほとんど聞こえないということです。どこにいるのかと探してみると、保育士は、子どもたちが見渡せる場所に座り、静かに子どもたちを観察しています。そして、子どもたちが保育士を必要とした時にかかわっていました。その瞬間を見逃さないために、言語メッセージだけで

はなく、非言語メッセージをしっかり受け止めます。たしかに、教師が主体となって忙しく動いていたら、子どもたちの非言語メッセージにはなかなか気づけないでしょう。この保育園では、「モンテッソーリ教育」を実施しています。

モンテッソーリ教育

　マリア・モンテッソーリ（M. Montessori；1870-1952）は、生得的な子どもの発達の可能性を伸ばし、人格形成を助成するためには、子どもの本質が自由に表現できる環境を準備すること、そして、その準備された環境で教育を受けることが重要であると実践に努めました。環境には、物的環境と人的環境がありますが、モンテッソーリは、物的環境を積極的に整え、人的環境としての大人や教師は、消極的な態度で臨むことが重要であると説明しています［柏原・渡辺、2016：161］。消極的態度は、援助を与えすぎないという意味であり、「何もしない」態度ではありません。先述した保育士のように、子どもの自由を尊重し、注意深く見守り、観察し、待ち、必要な時にかかわることです。大人や教師が積極的に子どもにかかわり与えるのではなく、「整備された環境」［市丸・松本、1987］があれば、子どもは幼いながらも、備えている自ら成長する力、人格を形成していく力を発揮していくのです。

　このように考えるようになった出発点には、知的障害児とのかかわりがありました。モンテッソーリは、医学博士として多くの知的障害児とかかわるなかで、当時、何もできないと考えられていた彼らが、自分の知性を発達させるための感覚的な刺激を求めていることを発見します。そして、発達の時期に応じた、感覚を刺激するさまざまな教具を開発し与えることで、彼らの知能が向上することを実証しました。その後も、ローマのスラム街に「子どもの家」を開き、貧しい子どもたちを対象に実践を続けます。「整備された環境」は、例えば子どもの発達段階に応じたさまざまな教具、子どものサイ

ズに合ったテーブル・イスや棚の高さ、整理整頓され秩序が保たれていること、自然を生かしたものであることなどです［市丸・松本、1987］。

　子どもたちは、さまざまな教具の中から、今、最も興味のある唯一のものを選び、精神を集中させて全身全霊で作業をします。教具には、作業プロセスにおいて誤りがあれば、子ども自身が誤りを発見できる仕組みが工夫されています。誤りをさせないことが目的なのではなく、誤りに自ら気づき、考え、直していくところに意義があるのです。そうして達成感を得た子どもたちは、新たな課題にチャレンジしていきます。

　また、自分の最もやりたいことを自由に選んで作業することが許されているわけですが、それは、自分に許されているとともに、他者にも許されています。自他は共存しなければならないこと、そのためにはルールが必要なことを学んでいきます。こうしたことを通じて、子どもたちの主体性が育まれ、人格形成へと繋がっていくのです。

　人的環境である大人や教師には、子どもが、自ら気づき、考え、取り組める「整備された環境」を準備すること、見守り、待つこと、そして、子どもの「やりたがっていること」「難しがっていること」を観察し、子どもたちのサインに気づき、状況に応じて的確に判断して子どもにかかわること（状況適合性）が求められます。そのためには、専門的知識や技術も必要ですが、愛情や忍耐、謙虚さといった倫理的徳が重要なのではないでしょうか。メイヤロフの言う、その人が成長すること、自己実現することを助けるケアの大きなヒントがここにあるでしょう。大人や教師が積極的に援助する場合、もちろん、その子どもの発達や成長の助けになっている場合もありますが、実はケアになっていない、つまり、発達や成長の妨げになっている場合もあるのです。

モンテッソーリケア

　(1)　モンテッソーリケアの出発点 ─ ケアの行き詰まりと不全感 ─

　生得的な子どもの発達する力と主体性を尊重し、ゆえに「整備された環境」を準備すること、積極的にかかわりすぎないことが、大人や教師の役割であるとするモンテッソーリ原理を、認知症ケアに応用したモンテッソーリケアの実践が、5年程前から、株式会社メゾネットの認知症対応デイサービスとグループホームで行われています。

　先述したように、現在の認知症ケアは、理念としては、認知症の人を中心に据えたケアへと発展を遂げつつありますが、多くの介護現場においては、なかなか難しい現状があることも事実です。大きな背景に人員不足があることは事実ですが、それ以外にも課題はあります。その一つは、認知症の人を「何もできない」「自分で決定する力を持っていない」ととらえてしまいがちだということでしょう。加えて、福祉の市場化によって、先回りのケアや、利用者のためにより多くのサービスを提供することが良いケアであり、ケア専門職の役割であるとの誤解もあるように思います。おもてなしの至れり尽せりのサービスです。先述した専門職化の弊害も影響し、結果的に、多くの介護現場では、ケア専門職が誘導するかたちで、認知症の人の日常生活が展開されていきます。

　例えば、昼食時間になると、利用者をデイルームに誘導し、あらかじめ決められたメニューの食事を配膳し、利用者が食べ終えたら下膳して、しばらくはデイルームで過ごしてもらった後に、居室に誘導するというような生活です。これでは、どこまでいっても、画一的で効率優先のサービス提供になってしまいます。

　このようなケアを「過保護のケア」と呼び、「認知症ケアは先進国が最悪であり、依存のみのサポートが認知症の人の尊厳を奪っている」と訴えたのは、国際認知症同盟（DAI）の共同設立者で認知症当事者のケイト・スワファーです。2017年4月に開催された「国際アルツハイマー病協会（ADI）

国際会議」での報告です。関連してもう一つ印象に残った当事者からの報告
として、「リスクの尊厳」というものがあります。人間が生きるということ
は、本質的にリスクと隣り合わせであるにもかかわらず、認知症と診断され
たら、意思決定から排除され、リスクが全く与えられないように保護の対
象になってしまうといった内容でした。すなわち、主体から客体への転落で
す。考え選び実行する。ゆえに、さまざまなリスクにも遭遇する。これが、
私たちの当たり前の暮らしの有りようではないでしょうか。

　モンテッソーリケアの出発点は、専門職主導の認知症ケアへの行き詰まり
や不全感でした。「家庭的な雰囲気でその人らしい暮らし」などと、理念と
しては掲げているけれど、自分たちの実践は、「本当に利用者のためになっ
ているのだろうか」「利用者は、本当にその人らしい暮らしが送れているの
だろうか」という実践への問いから生まれました。

　(2)　主体性の尊重と環境整備

　モンテッソーリケアは、「認知症の人の主体性の尊重とそのための環境整
備」に主眼を置いています。これまでの、誘導的な介護のあり方を見直し、
利用者の状態に応じた「整備された環境」を準備することから始めます。そ
のためには、利用者をしっかりと観察することが重要です。観察すること
で、「どのようなことに関心があるのか」「今、大切にしたいことや、こだわ
りたいことは何なのか」「何ができて、何にサポートを求めているのか」な
どを見極めていきます。そして、利用者にふさわしい物的・人的環境を整え
ていきます。

　物的環境では、例えば、利用者が自分で選択したり実行したりできるよう
に、視覚的に分かりやすい標識やサインを表示したり、手順をわかりやすく
文字で表記したりします。また、自発的行動が促されるように、「○○して
みませんか」「○○してもらえませんか」といったメッセージを、道具と一
緒に見える位置に置いておくなどの仕掛けを工夫します。これまでは、環境
を整えるよりも、利用者のできない部分を介助することが中心でした。これ

は、効率性を第一に考え、また、介護報酬として換算できない支援や営みは、決められた制度の中では埋没してしまうという理由もあるでしょう。ですから、どうしても誘導的な介護になってしまうのです。

　人的環境であるケア専門職の役割は、「観察すること」「待つこと」「必要なときにかかわること」です。つまり、利用者の様子をしっかり観察することで、適切なタイミングに、適切にケアすること、すなわち、状況適合性が求められます。タイミングを見極めるためには、利用者の言語よりも、むしろ、非言語メッセージをキャッチすることが大切です。モンテッソーリケアを始めたころは、待ちきれず、つい口や手助けをしてしまう場面が多くありました。無理もありません。誘導的な介護のあり方に慣れてしまっているケア専門職にとって、「待つこと」は、思いのほか難しいことなのです。残念なことに、取り組み始めたころは、誘導的な介護の方が自分には向いていると退職した職員もいました。

　もっとも、ケア理論を実践につなげ、その実践を継続していくためには、すべての職員に分かりやすいこと、具体的に示されていることが必要です。パーソンセンタードケアをはじめとする認知症のケアメソッドが、原理や理念として広く理解されているにもかかわらず、なかなか継続的なケア実践に結びついていかない大きな理由もそこにあるのではないでしょうか。以下に、実践事例報告と情報共有の試行錯誤を繰り返しながら、現時点において整理されている、モンテッソーリケアの「5つのポイント」と「10項目の具体的なケア」を紹介しておきます（表1）。

　(3)　モンテッソーリケアの可能性

　「このようなケア実践は、すでに行われているのでは？」という声が聞こえてきそうです。もちろん、ケア実践そのものが、劇的な出来事ではなく、些細な日常の中にあるものですから、そこでの取り組みは、それほど画期的なものではありません。むしろ、その些細な日常における、小さな変化が重要なのではないでしょうか。実践現場における取り組みの評価は往々に

表1　5つのポイントと10項目の具体的なケア

【5つのポイント】
(1)　「促し」「待つ」姿勢と心遣いでサポート
(2)　まずはしっかりと見ます
(3)　ご自身で見通しを立てられるようサポートしていきます
(4)　「ゆっくり」とケアを提供します
(5)　自身で選択できる環境を整えていきます
【10項目の具体的なケア】
①　生活に使う道具や環境が、全ての人に優しい環境になるように、見やすい高さに「サイン」を表示します。
②　スタッフはもちろん、そこで過ごされる全ての人が円滑にコミュニケーションを図れるように名札をつけます。
③　トイレやキッチン、居室は色彩でわかりやすくコントラストを付けたり、写真を掲示して間違えにくくするなどの工夫をします。また、リビングや居室、浴室は暖かみのある生活を送って頂けるように環境を整えます。
④　食器は、馴染みがあるものを優先に、ご本人の専用のもので陶器を中心に準備します。
⑤　自分でできることはできるだけご自分で。お茶はスタッフが急須などの容器に入れて、ご自分でコップに注いで頂きます。食事作りや洗濯、掃除は、お一人お一人ができることを探し、できるだけ一緒に行います。
⑥　選べることを大切に。おやつなどは2つ以上のものから、選択できるようにします。
⑦　安全安心な生活が送れるように、整理整頓や秩序感を大切にします。
⑧　テレビの時間をできるだけ少なくし、もっと「生きがい」や「やりがい」のある生活を提供します。
⑨　感覚や言語の訓練、脳トレに使用できそうな道具を、スタッフみんなで積極的に作ります。
⑩　その方のための日課を一緒に考え、わかりやすいものを作成し確認できるようにします。ご本人の歴史を振り返り、一日一日を大切に過ごせるように自分史や日記を一緒に記します。

出典：株式会社メゾネット研修資料より

して、「利用者が〇〇できるようになった」といった、数字で表せるものや、目に見える機能的なものが注視されがちです。もちろんそのことが、利用者にとって大切であることは言うまでもありません。しかし、筆者は、加えて、専心をもって利用者と向き合う職員の皆さんの姿に、その小さな実践現場の変化に、ケアリング関係の広がりと深化の可能性を感じています。

　なぜなら、これまでの誘導的な介護に比べて、利用者とケア専門職の、言語・非言語のコミュニケーション量が増えた一方で、視覚的なサインや手順を文字で表記することによって、利用者に対する口頭での指示量は減少しています。このことによって、それまで知らなかった利用者の一面を知ることができたり、利用者のできることの多さに気づくことにつながっています。いつのまにか、利用者を全人的にとらえるのではなく「介護される者」「○○ができない人」という点にのみ集中してとらえ、誘導的に介護していたことに気づくのです。一面的だった利用者との関係性に変容がもたらされ、尊厳を尊重し合う関係性が生まれています。

　また、「待つこと」「ゆっくりとかかわること」「時間に縛られないこと」で、職員の慌ただしさが緩和され、生活空間の時間の流れが落ち着きました。むしろ、「時間に縛られないこと」によって、利用者一人ひとりの固有な生活空間に秩序感がもたらされ、安心できる居場所となっているように思います。職員の気持ちに余裕ができると、利用者の非言語メッセージの受信量が増えていきます。ケア実践には、利用者のメッセージや状況の変化などを認知すること、その認知に基づき、今、このタイミングで何が適切なケアなのかを判断し選択することが求められますが、この一連のケアに、少し余裕を持って臨むことができるのです。そうして、適切なタイミングを見逃さないことで、自然と利用者の状態は落ち着いていきます。

　それから、例えば、喫茶コーナーでは、利用者同士で記された手順を確認しながら、「こうするんじゃな」とか「そうじゃろう」といった会話が生まれたり、さまざまな手作りの道具を一緒に確認しながら作業したりするなど、かかわり合いや、支え合いが増え、利用者同士の関係性に変化がみられています。これまでは、職員が間に入りすぎることで、利用者同士の自発的な関係形成の妨げになっていたことに気づくのです。このように、利用者とケア専門職の関係性、利用者同士の関係性に変化がもたらされています。

　さらに着目したいのは、職員同士の関係性に変化が見られていることで

す。もちろん、働く場の空気感や、利用者との関係性の変化によるものもあると思いますが、それだけにとどまりません。現在、毎月の研修会で、継続的な実践事例報告と情報共有が行われているのですが、その場では、単にこうすれば上手くいくといった方法論だけではなく、グループとして目指すモンテッソーリケアの理念が繰り返し確認されます。つまり、技葉である方法論だけではなく、根幹となるケア理念に基づいた実践の意味づけが行われるのです。また、意図的に、成功事例だけではなく、その背後にある、たくさんの失敗事例や悩みの共有を大切にしています。「なぜうまくいかないのだろう」「どうすれば良いのだろう」「どうあるべきなのだろう」といったケア実践における、さまざまな苦悩や逡巡に心を寄せ合うのです。そこでは、苦悩や逡巡をありのままに表出することが許されています。

　このようなケア実践の本質をめぐって、互いに響き合う職員同士の協働によるケアの意味づけが、利用者関係や職員関係に良い影響をもたらしているように思います。

それでもできなくなっていく ─ ケア実践における苦悩や逡巡、弱さの意味 ─

　これまで述べてきたように、モンテッソーリケアによって、利用者の主体性の回復や、ケア現場における関係性に変容がもたらされています。それと同時に、次なる失敗体験がもたらされました。それでも利用者は「できなくなっていく」ということ、また「できなくなっていく」利用者に「どうすることもできない」という苦悩や逡巡です。もっとも、生老病死は人間の本質であること、それにともなう苦悩や逡巡も人間の営みの本質であることを忘れてはなりません。病気になること、老いること、さまざまなことができなくなっていくことは、どれだけ希求しても真に避けることはできないのです。しかし、ケア実践において、「できること」「すること」に一義的な価値が置かれてしまうことによって、利用者が「できなくなっていく」ことや、「できなくなっていく」利用者を前に「どうすることもできない」ケア実践

については、「語りえぬもの」として、積極的な意味づけが難しくなってしまいます。しかし、それらを避けることで、語らないことで、失敗体験の本来の意味について思考する機会、つまり、人格的な成長・深化のための貴重な機会を逃してしまうのです。

　ケア専門職は専門職である前に、ひとりの人として脆弱性（脆さ、傷つきやすさ、壊れやすさ、頼りなさ）を持つがゆえに、それらを受け容れることによって真の心の強さを獲得することができるのです。脆弱性を持つからこそ、私たちは、生涯を通じて他者との相依性のなかでケアしケアされながら生きてゆく存在なのです。今日のリベラルな倫理論が支配的な日常生活に埋没する中で忘れがちな人間の本質について、利用者との関係性を通じて思考することができるのではないでしょうか。

　また、序章でも述べていますが、尊厳は豊かさの中では隠され、喪失の中でこそ見出される価値です。利用者の弱さに触れることで尊厳の徳（自己や他者を尊厳ある存在として扱う能度・振る舞い；序章参照）が研ぎ澄まされ、また、利用者を前に「どうすることもできない」と逡巡する自分自身の不甲斐なさや弱さを許し、時にさらけ出すことによって、謙虚さや寛容さ、感謝といった倫理的徳が育まれるのではないでしょうか。「できなくなっていく」利用者の大きな苦悩をケアするとき、専門職でありながら自らも、同じ脆弱性と相依性をもつ人間存在として、「逡巡」を「逡巡」しながらも、利用者と「ともにある」ことができるかが問われているように思います。逡巡のないケアは、むしろ、一方向のケアだと言えるのではないでしょうか。利用者とケア専門職を超えて、お互いに脆弱性を持つ未完成な人間が、老いや苦しみに学びその意味を洞察する人間的な対話や交流を通じて「人格的成長」を志すという、新しい意味や価値を創造していくことが、お互いの尊厳を尊重し合うケア実践の最終目的であると考えるのです。

　このような、研ぎ澄まされた尊厳の徳と深い人間理解を土台とした倫理的徳に、フロネシスとしての知識と技術（実践の徳）を合わせ持つ実践者をフ

ロニモスといい、私たちが理想とするケア専門職像なのです。

4.　関係性のなかにある社会福祉専門教育

　最後に、社会福祉専門教育の場において、本書で述べてきたような徳性、すなわち、自他ともに尊厳ある存在として扱い振る舞う倫理的徳や、状況に応じて最も尊厳を尊重する行為を適切に選択できる知性的徳の芽をどのように育むことができるのでしょうか？　このことについて、少しだけ考えてみたいと思います。

　さて、これらの徳性の獲得について考える際に肝心なことは、序章で述べているように、尊厳を生み出す態度や振る舞いは、本能のように人間が生まれながらにして持っているものではないということ、また、自己鍛錬で身に付くものではないということです。つまり、他者との関係性の中で芽生え、養われるものであり、関係性を通じたケア経験の反復やケア実践の蓄積によって獲得し得るものなのです。私たちは、自らのケア欲求が充足される経験を通じて、自己を尊厳ある存在として認知するようになるし、他者をケアする経験を通じて、他者を尊厳ある存在として、つまりは目的性や非道具性、唯一性や代替不可能性を持った存在として認知するようになるのです［葛生、2011］。そして、互いにケアを必要とする脆弱性を持つ存在であるからこそ、気遣い、心配し、配慮し、思いやり、ゆるし合うことができるし、そういった、ケアしケアされる相依性のケア関係を通じて、尊厳の相互承認が繰り返されてゆくのです。さらに言えば、そうして得られた尊厳の自覚が、また新たなケアを生み出していくことによって、共感のケアリング・ネットワーク（制度や規範を超えたお互いの共感に依拠したケアリング関係）［葛生、2011］の形成に繋がっていくのでしょう。

　もちろん、社会福祉専門教育において、専門的知識や技術の習得が必要であることは言うまでもありません。これらの能力ぬきに、単に感情のみで

のかかわりでは、利用者の尊厳を尊重したふさわしいケア実践は困難でしょう。しかし、単に知識や技術があるだけでは不十分です。なぜならば、利用者の課題を把握し、必要なサービス提供や制度を適用することはできても、その利用者固有の人生の物語りの文脈から病や課題をとらえようとしたり、利用者が明確には言葉にしないけれど、つまり、言表可能性の閾値外にある多様な語りとしての、思い、考え、悩み、苦しみといったことに思いを馳せることができないからです。

　もっとも、繰り返しになりますが、尊厳の徳は、自己鍛錬で成し得るもの、獲得できるものではありません。自他ともに尊厳ある存在として扱い振る舞う倫理的実践という習慣づけの中で体得されてゆく徳です。そのためには、その態度・振る舞いの模倣が徳性の向上に資する優れたモデル、フロニモスとの出逢いがカギとなります。したがって、教育の場においても、良きフロニモスと出逢える機会があること、また、学生自ら、そのような機会を積極的に求めることが大切でしょう。そういった意味では、教師自身のあり方や態度・振る舞いが問われると言えるのではないでしょうか。共に学び、考え、悩み、支え合う者としてではなく、単に「教える者」としてのみ学生の前に立つならば、知識や技術を伝えることはできても、学生たちの徳性の芽を育むことはできないでしょう。

　また、学生たちは、学生同士の、また実習やボランティアを通じて出会う利用者との、人格的なかかわり合いや感情の交流から多くを感じ、学び、成長していきます。もちろん、学生たちの持つ力で感じることや学ぶこともありますが、やはり、それらの体験を意味づけする存在が必要です。教師には、その役割が求められるでしょう。

　そうすることで例えば、利用者が喜んでくれた体験が、単に「このようにかかわったから喜んでもらえたのだ」という学びにとどまらず、専心によるケア実践の双方向性を体得していくことにつながり、また、利用者とのかかわりで悩んだり、何もできない自分に不甲斐なさを感じたりする体験が、単

に「こうすればうまくいくのではないだろうか」という学びにとどまらず、自分自身の弱さに向き合うこと、できないからこそ苦しみを理解しようとすることができること、たとえ何もできなくてもそばにいることはできること、など、人間の脆弱性と相依性について思考することにつながっていくのではないでしょうか。

5.　お わ り に

　本章では、ケア実践における関係性と失敗体験の意味に焦点を当てて考察してきました。ケア専門職には、専門的知識と技術に基づいた実践が求められますが、それだけではなく、専門性を超えたひとりの人として利用者に向き合う徳性が求められるでしょう。また、ケア実践における失敗体験は、利用者とケア専門職の双方に、人間の本質である脆弱性や相依性に向き合い、それらに意味を見出し、人間の尊厳について思考する機会を与えるのではないでしょうか。

　「あの人のようになりたい」「この人がいるとそれまで落ち着かなかった利用者が落ち着く」「この人がいると場の空気が穏やかになる」などと皆さんが感じるケア専門職を思い浮かべてみてください（ご家族やボランティアを想起する方がいるかもしれません）。おそらく、その人は、知識や技術のみならず、尊厳の徳、礼儀正しさ、誠実さ、勇気、感謝、謙虚、率直さ、ユーモアといった徳性を豊かに持つ実践者だと思うのです。

　インタビューの最後に山本医師はつぶやきました。「世話をする。世話をしてもらう。それが人間の本質である。それにもかかわらず、人に迷惑をかけんように死ななければならないなどと言う。そんなのは差別である。迷惑をかけることに対してマイナスにしかとらえていない。聞こえはいいけれど、差別意識の裏返しで不自然なこと」と。

　私たちが理想とするケア関係の最終目的は、脆弱性と相依性を持つ人間同

士による、共感のケアリング・ネットワークが社会に広がり、すべての人の尊厳の尊重という共通善を目指すことにあります。利用者とケア専門職、また、ケア専門職同士の人間的対話と感情的交流に満ち溢れた豊かな関係性の中にあるケア現場には、徳性の伝染によるケアリング・ネットワークの広がりという未来が開けるのではないでしょうか。

（濱﨑絵梨）

参考文献

・アントニー・デ・メロ、谷口正子訳（1985）『小鳥の歌 ― 東洋の愛と知恵 ―』女子パウロ会
・池上哲司（2014）『傍らにあること ― 老いと介護の倫理学 ―』筑摩書房
・市丸成人、松本静子（1987）『モンテッソーリ教育の理論と実践（上巻）』エンデルレ書店
・イバン・イリイチ、尾崎浩訳（1984）『専門家時代の幻想』新評論
・岩間伸之（2014）『支援困難事例と向き合う ― 18 事例から学ぶ援助の視点と方法 ―』中央法規
・M・シモーヌ・ローチ、鈴木智之・操華子・森岡崇訳（1996）『アクト・オブ・ケアリング ― ケアする存在としての人間』ゆみる出版
・柏原栄子・渡辺のゆり編（2016）『新 現代保育原理（第2版）』建帛社
・キャロル・ギリガン、岩男寿美子監訳（1986）『もうひとつの声』川島書店
・葛生栄二郎（2011）『ケアと尊厳の倫理』法律文化社
・鮫島輝美（2018）『「生きづらさ」に寄り添う〈支援〉』ナカニシヤ出版
・ノートルダム清心女子大学人間生活学科編（2006）『ケアを生きる私たち』大学教育出版
・マリア・モンテッソーリ、林信二郎・石井仁訳（1989）『モンテッソーリの教育 ― 子どもの発達と可能性子どもの何をしるべきか』あすなろ書房
・ミルトン・メイヤロフ、田村真・向野宜之訳（2000）『ケアの本質 ― 生きることの意味 ―』ゆるみ出版
・結城俊哉（2013）『ケアのフォークロア ― 対人援助の基本原則と展開方法を考える ―』高菅出版
・和気伸吉（2019）『希望の介護モンテッソーリケア ― 認知症高齢者がいきいき暮らす介護施設の秘密 ―』幻冬舎

第5章

看護師とケアリング・ジレンマ
― 一般病床での「看取り」問題に基づく考察 ―

1. はじめに

亡くなった患者の尊厳

　看護倫理の目安になるものの一つに、日本看護協会（以下、「看護協会」という）の『看護者の倫理綱領』があります。そこでは、「看護師は、人間の生命、人間としての尊厳及び権利を尊重する」とされています。哲学や臨床倫理などで論じられる「人間の尊厳」も、まず生きている人間を対象とするものが多いので、生きた患者の尊厳を守るために必要な倫理行動だと考えられるでしょう。その一方で、『看護者の倫理綱領』には死についての記述はありますが、「亡くなった患者の尊厳」については何も示されていません。『看護者の倫理綱領』の尊厳の対象はあくまで「生きている人間」であり、看護師が同じように臨床に関わることになる、「亡くなった患者」ではないようです。

　世界の様々な宗教思想は、魂や死後の世界に引き寄せながら、死について多くのことを語っています。けれども、日本人の多くは「自分は無宗教である」と思っているようで、死についてはっきり語る宗教思想を「自分の考え方」とするのは特殊なケースかもしれません。これも一つの考え方と言えるでしょうが、日本では死者の尊厳はあまり明確に認められていないように思

えます。

　でも、それだからと言って、死者を単なる物体と見ているかと言われれば、私たち日本人はそうした死生観にも抵抗を感じるのではないでしょうか。日本人の死生観はどっちつかずの曖昧なもののようです。もっとも死生観とは、人々の文化や宗教を背景にしながら、「どちらかに決めるというような性質のものではなくて、自分の気持ちになじむ観念」［加藤、2017：20］だとも言われます。死者を思う気持ちが、それぞれの死生観から生じているのであれば、「死者の尊厳」についての理解も様々であり、「亡くなった患者の尊厳」について、誰もが納得のゆく説明をするのは難しそうです。「死者」に対してはいろいろな気持ちがあるので、『看護者の倫理綱領』に「亡くなった患者」についての一般論が書けない、という説明もわからないではありません。

　そうは言っても、どれほど人々の死生観が異なっていても、死者を悼み敬う心情は、あらゆる人間社会にほぼ同様に見出されます。古今東西、様々な社会の歴史的な儀礼で、人々は死を悼み、死者の来世を祈り、ていねいに扱い処理してきました。そうした際に、死者に対して共通なのは、「死の先はある、それで終わりではないと考える姿勢」［橳島、2016：12］だと言えるでしょう。死者をていねいに扱うことで、私たちは、故人と自分、さらに遺された人々の間での関係性を学ぶことになります。死者は、これからも生きていく自分に学びを与えてくれる大切な存在となり、そのことが、遺された人にとって未来を生き続けるための重要な支えになっているのです。こう考えると、私たちの社会には、人が死者に関わるとき、人として求められる共通した態度があるように思います。そこには、死者への悼みと敬い、死者となった人との関係性は死をもって終わるわけではないという共通した気持ちがあり、この気持ちの表現として、ある程度、共通した振る舞いが求められるのではないでしょうか。

　しかしそうだとすると、『看護者の倫理綱領』に「亡くなった患者」につ

いて書かれていないという事実には、やはり驚きを感じることになります。そこには、人が死者に関わるときの共通した気持ちや振る舞いがないままで、「看護倫理」を語っていることになるからです。だとすると、「亡くなった患者」と接する際の、専門職としての倫理的責任はどう考えられているのでしょうか。現代という時代に、臨床で看護する看護師が「看取り」に関わることの大切さ、そうした「看取り」にたずさわる看護師の倫理的立場が示されていないことは、看護倫理にとって大きな欠落だと言えるのではないでしょうか。

　そこで以下では、病院での「看取り」を基にしてこの問題を考察していきますが、その際に何よりも重要なのは、「亡くなった患者の尊厳」だと思われます。とは言ってもそれは、患者側のみにあるような尊厳ではありません。本書序章にあるように、「尊厳の徳」とは、自分や他者が伴に尊厳ある存在として接することで、倫理的な実践を互いに与え合い、徳を体得することです。この考え方は、生きた人間との関係だけでなく、死者に畏敬の念をもって接するという倫理的実践を通じて、死者の尊厳を見出してゆくことになります。死者を弔うことが仕事の一部になっている看護師は、亡くなっていく患者に関わる経験のなかで、生きるとはどういうことなのかを教えられますが、それが同時に、亡くなった患者の尊厳とは何かを学ぶことになるのではないでしょうか。亡くなった患者から生きることを教えられ学ぶとき、看護師は亡くなった患者に深い畏敬の念を感じます。筆者はこうした関係に基づいて発見される死者の尊厳を、「亡くなった患者の尊厳」と呼びたいと思います。それは、亡くなった患者と、「看取り」を行う看護師が伴に尊重されるということであり、本論が求めている看護本来のあり方へとつながるものです。日本の病院の「看取り」を考察し、本来の看護をどのように実現するのかについて考えていきたいと思います。

病床での「看取り」について

　さて、今、世界中で、看護の大切さが十分に理解されていないために、看護師不足が生じるという問題が起きています。現在の「看護の危機的状況」［看護協会、2011：5］は、「看護師は、自分たちが何をしており、なぜそれがそんなにも重要なことであるのかを社会に対して明言していかなければならない」［ゴードン、2008：42-43］という状態にあります。他方で、よく知られているように、日本は世界に先駆けて超高齢化社会、多死時代を迎えています。そこで、人生の最期を迎える「看取り」について、厚生労働省（以下、厚労省という）は、その場所を病院から自宅へ、その制度を医療保険制度から介護保険制度へと変えようとしています[1]。けれどもその一方で、人々の死亡場所の約8割は今でも病院であり、その割合は最近でも大きくは変わっていません。にもかかわらず、病院の主な役割に「看取り」が記載されているのは、緩和ケア病床と医療療養病床のみで、その数は全病床中の約2割程度でしかありません。それ以外の病床については、「医療機関は、治療を目的としており、結果的に生じる死亡という転帰については、在宅医療における在宅ターミナルケア加算などのような個別の診療報酬では評価していない」［筆者強調、社会保障審議会、2017：5］のです。厚労省が「看取り」の診療報酬を認めていない病床を「一般病床」と呼ぶことにしますが、こうした一般病床での「看取り」はコストによる評価はされていないのです。もともと一般病床では、治療を受けている急性期患者がほとんどですから、症状の急変によって死亡することも多分にあり、加えて、多死時代を迎え一般病床で亡くなる患者の総数は増加すると予測されるにもかかわらずです。

　次節からはまず、これまでに公表されている資料に基づいて、病院看護の現状と病床の違いによる「看取り」について整理します。次に、多数を占める一般病床で行われてきた「看取り」のあり方の意味と、悲嘆のグリーフ・プロセスについて、感情労働や儀礼的な振る舞いを通して考えます。今まで行われてきた看護の方法は、看護師が病院で仕事を続けることに有効に働い

ている点もありますが、同じ働き方によって悲嘆が生じることもあるように思われます。そのような一般病床におけるこれまでの看護のあり方を踏まえつつ、理想的な看護に向けた方策を考えていくことにします。

2.　看護をめぐる現状と「看取り」

看護師不足とケアリング・ジレンマ

　前節で述べたとおり、現代の日本では看護師不足の状態が続いています。その人員不足の原因としては、まず看護師の離職率の高さが挙げられており、「……ほとんど休憩なく働くという過酷な勤務実態」［看護協会、2011：9］と言われる勤務条件・職場環境にあるとされています。このことは患者の死を、看護師がいかにして乗り越えるかという問題と無関係ではありません。看護師たちは、自分が関わった患者の死を、セルフケアによるグリーフ・プロセス（悲嘆を自分の人生の経験の一部に取り込むプロセス）をたどりながら、悲嘆を乗り越え、働き続けているというのが実態です。けれども、ときには「看取り」を負担を感じたり、悲嘆を抱えたままになったりする看護師もいます。病床での「看取り」が増える一方で、「看取り」を行う看護師が尊重されることが難しくなる状況が続けば、それは就労継続を難しくしてしまう要因にもなりえます。

　ではまず、現在の日本において、看護師が不足している状況を整理し、人員不足となる要因について考えてみましょう。最近では、医療政策による入院期間の短縮や、医療技術の進歩、医療分野の専門化などにより、看護師の仕事は以前に比べて煩雑で多忙になっています。看護協会と厚労省が行った看護師への実態調査では、夜勤と長時間労働が看護師に慢性疲労を引き起こし、医療事故を起こす不安を増幅させていること、さらには過労死まで起きていることが指摘されています。また、厳しい勤務条件のために離職率は減らず、慢性的な人員不足をもたらす悪循環が生じている、と分析されてい

ます[2]。たしかに、看護協会による看護師の離職調査によれば、2017年までの9年間の離職率は横ばいのままで、職についていない潜在看護師が約71万人もいると推定されているのです。普通に考えれば、求人が多く、専門職としての再就職の可能性が高い職種だとも思われがちです。ところが厚労省の検討部会では、看護師を募集しても応募者がないという状況が続いており、再就職者が少ないことも人員不足の要因として挙げられています。他の、再就職した看護師への調査によれば、希望通りの勤務条件で再就職できた人は約6割もいて、日勤だけという勤務条件に緩和された人は約7.5割もいます。にもかかわらず、そうやって再就職をしても、約7割の人が、再就職した職場に対して悩みや不安があり、そのうち約3割が離職を考えていると回答しています。実際に希望通りの勤務条件で再就職をしても、高い割合でその職場に不満や不安をもっていることがわかります。勤務条件が改善されている病院でも再就職者が増えないことや、職場に対する不安・不満が多くて離職率改善にはなっていません。病院で働く看護師不足は、「勤務条件の問題」という、看護協会が出した分析以外にも、何か別の要因があるのではないかと思われます。

　その別の要因とは何でしょうか。例えば、看護師には、「……患者に対して肯定的な感情が生じたときだけを、共感と捉える……」［武井、2004：91］と言われているように、患者の感情に巻き込まれる特殊な事態を重視する傾向があります。看護師が患者の思いに同化したときだけを共感と見なすということは、看護師自身の感情は重視されないということです。自分を無にしてしまうような、自分自身の感情が尊重されない特殊で奉仕的な「共感」が繰り返されることで、看護師には「共感疲労」が生じることがあります。また、白衣の天使像に象徴されるような、有能で慈悲にあふれた聖職者としての看護師像を患者が要求するために、看護師はそのニーズに応えるような感情をもって患者に働きかけることが多く、こちらは「感情労働」と言われた

りします。この「感情労働」で患者へケアする時間が長くなると、看護師自身が「気づくと何も感じなくなっている」［武井、2011：65］という、自分自身の感情が不全状態に陥るのです。さらに看護師は、患者の命を救うという使命をもって仕事に従事しているのですが、その使命を果たせずに患者を看取らざるを得ないときもあります。そのときには強い罪悪感や無力感を抱きながら、それでも働き続けるしかありません。このようなとき、看護師は仕事を続けるために、自分を「心的感覚麻痺の状態に陥る」［武井、2002：12］ようにすることで、心にのしかかる負担を麻痺させるしかないこともあります。こうした「共感疲労」「感情労働」「心的感覚麻痺」などによる心の消耗が、看護師の離職につながる要因になると武井麻子は述べています。しかも今後、担当する患者の人数が増えていけば、看護師の心の負担や消耗はさらに大きくなると考えられます。

　そのうえ、看護師のバーンアウト（燃え尽き症候群）という問題もあります。看護師には、患者との間に深い感情を内包したコミュニケーションをもつことが、とりわけ期待されます。「患者の生死も含めて、深いところでの関わりを避けることができない」［田尾・久保、2009：101］仕事であり、医療者のなかでも看護師が最もバーンアウトにかかりやすいという報告があります。武井が挙げていた看護師の離職要因や、バーンアウト問題は病床の種類を区別していないため、看護職の特殊性のもたらす心的ジレンマが離職の要因になっている可能性を示唆しています。そのため本来なら、看護師には過剰な負担とならないように仕事を調整することが必要なのですが、人員不足の状態は、むしろ看護師1人当たりの担当患者数を増やす状況を作り出してしまうのです。離職を予防するためには勤務時間の条件だけではなく、看護師の身体や心が消耗しないような職場環境を整えることが大切になるのではないでしょうか。

「看取り」問題の病床による相違について

　日本の医療が入院治療とともに発展すると、末期ガンに対する特別なケアを受けることができずに、一般の病棟の中で取り残されたように終末期を迎える患者がいる、という状況が生じてきました。1990年代になると、「一般病院の医療システムは、多くの末期ガンの死にゆく患者のためではなく、治癒改善して社会復帰できる患者のためにととのえられている」［山崎、1991：1-2］ことに、医療者側からも「苦悩を感じる」と発言する人たちが出てきます。そうした「看取る側の苦境の自覚」［島薗、2008：10］が高まった結果、ケアを専門とする緩和ケア病床が作られるようになりました。一般病床から「病床レベルで機能分化」［金子、2012：48］し、主に「看取りケア」を専門とする緩和ケア病床が作られてきた結果、「看取り」にまつわるケアの問題はある程度解決したように見えました。

　しかしながら、一般病床における看護師のケアにかける時間不足という問題は、根本的には変わらなかったのです。むしろ、緩和ケア病床におけるケアの充実に関心が集中し、一般病床でのケア充実は後回しにされてしまった観があります。今では、一般病床に入院しながら緩和治療が合わせて行われていることもあり、緩和ケア病床と一般病床の医療システムの違いについて、医療者の意識も患者の意識もやや曖昧化しています。一般病床におけるケア時間の不足問題は、緩和ケア病床での看護ケアのあり方を応用すれば解決する、と思われているようにも感じられます。たしかに看護ケアは、看護師という専門家によるケアですから、より専門的内容に高めるべきものでしょう。しかし、そもそも医療としての役割が違っている一般病床での「看取り」について、緩和ケア病床の仕事のあり方と同列に考えていてよいのでしょうか。むしろ、看護師が行う専門家のケアであれば、病床の特性にあったケアのかたちが求められるところでしょう。緩和ケア病床の看護師と一般病床の看護師には、「ケアの専門家としての看護師」という共通点があるため、両者の間に生まれるケア内容の差異について、医療者も患者もやはり混

同しているように見えます。例えば、一般病床で働く看護師たちが、ケアに十分な時間が割けないというジレンマに悩んでいる問題は、治療中心の役割を担っている一般病床だからこそ起きることです。そこにあるのは、治療中心の仕事が多く、ケアする時間に制約があるなかで、どのような内容のケアを行うかという問題です。

　この問題について、一般病床の現状に合った解決策が考えられていないことを、筆者は長年現場にいて感じてきました。その理由の一つが、先に述べた厚労省の方針で、一般病床で治療した結果生じる死亡という転帰について、看護師のケアは診療報酬で評価されないということがあります。一般病床の看護師は、患者の死に関わることは多いのですが、治療業務には患者の死亡は想定されていないからです。治療を受ける患者は、あくまでも回復が目標であり、言うまでもなく死を目指しているわけではなく、医療者も患者と伴に回復という目標に向かっています。そのため患者に「不慮の死」が起きたとき、看護師には目標喪失の悲嘆が生じるのではないかと考えられます。このように考えると、「看取り」のようなケア中心の仕事は、緩和ケア病床の役割と仕事の違いを踏まえつつ、「一般病床での看取り」として、その固有なあり方をあらためて振り返る必要があるのではないでしょうか。

3.「一般病床での看取り」の諸問題

一般病床での看取りの問題点

　日本の「一般病床での看取り」についての研究は、緩和ケア病床での看取りの研究に比べて少なく、社会的にもあまりその実態が知られてきませんでした。そのため、一般病床の看護師たちが亡くなっていく患者を「看取り」、遺族に対してケアを行っても、社会からはほとんど認められてこなかったように思います。近年、少しずつ研究報告数は増えていますが、患者の死に直接関わる「看取り」は、看護師の仕事のなかでも、やはり精神的な負担が大

きい仕事と言えるでしょう。

　それでは、「一般病床での看取り」にはどのような問題があり、どのように ケアリング・ジレンマが生じ、看護師の離職問題にどう関わるのでしょうか。こうした問題については十分な調査がされていて当然だと思われるのですが、実態はそうではありません。例えば、これまでの看護協会や厚労省による離職に関する調査では、「看取り」と心の負担の関係を尋ねる項目は見あたりません。実質的なデータがないために、心的負担と離職との相関に関する看護師全体の意識の実態が把握されているとは言えず、現状では、「看取り」による看護師の精神的負担の実態はわからないのです。調査がなされていない以上、実証的な数値は存在しませんが、だからと言って、看取り業務との関連で離職する看護師がいないとは断言できません。「……患者の死が「辛く」て耐えられなくなり、それが仕事を辞める大きな要因のひとつとなったと語る看護師もいる」［鷹田、2012：170］という、一般病床での看護師の聞き取り調査があります。この報告では、忙しい職場で働きながら、じっくりと悲嘆作業に取り組むような時間や精神的余裕はなく、悲しみに暮れている暇もない環境であること。また、看護師自身に生じた悲嘆への対処は、現状の仕事以上に時間やエネルギーが必要ですが、そうした作業が実際には、困難な課題であることも述べられています。これまでに報告されている事例を踏まえると、とりわけ一般病床で勤務する看護師には「看取り」の精神的負担が大きく、これが離職の要因の一つになると推測されます。しかも「一般病床での看取り」に、とくに「悲嘆」が生じやすいと考えられる根拠もあります[3]。今後の離職調査では、こうした点を調査項目に入れて実態を把握する必要があるのではないでしょうか。

　どのような場であっても、人の死に関わり、死者をていねいに扱い、そこから生きることを学ぶのは、まず人としての自然な態度であるはずです。それに加えて病院では、看護師として「亡くなった患者の尊厳」を守ることが、社会から求められているわけです。一般病床に社会が求める「亡くなっ

た患者の尊厳」が緩和ケア病床と同等のものだとすれば、社会的期待に応えようとする看護師は、時間的制約の中でかなりの心的負担がかかることになります。看護師自身も、緩和ケア病床と一般病床の違いが曖昧になっていると、「望む看取りのかたち」と「実践できる看取り」に齟齬が生じ、苦しむことになってしまうでしょう。一般病床で能率的な「看取り」を行うためには、看護師は自分の心に蓋をして仕事をしなければなりません。それは、亡くなった患者に対して自然に発露する悲嘆などの感情が押し殺されるということですから、一般病床の看護師の心情が尊重されない状態になっているということです。少なくとも現状では、一般病床で、緩和ケア病床と同じ「亡くなった患者の尊厳」を守ることは、難しいのではないかという疑問を抱かざるを得ません。

　繰り返しになりますが、一般病床の主たる役割は治療であり、患者の症状の回復を期待し、死までの期間をできるだけ先に延ばす努力をすることです。そのため「一般病床での看取り」は、治療していた施設のなかで行われます。積極的な治療が主目的ではない緩和ケア病床とは、目的や環境が違うのですから、患者が亡くなることで生じる意味も違ってくるはずです。一般病床には一般病床の、亡くなった患者との接し方があるのではないでしょうか。看護師は、自分が関わった患者の死に対して、そのときその「場」に生じた意味の文脈に沿って遺族のケアをしようと努めるでしょう。患者が病院で死亡したため悲しみで混乱している遺族にとっては、緩和ケア病床と一般病床の違いは曖昧になるでしょうが、予測していない死に直面した遺族に対して、一般病床だからこそできるケアがあると思われるのです。

　例えば、一般病床で治療し回復を期待している家族が、患者の死という予期せぬ事態を受け止められずに混乱しているような状況は、緩和ケア病床に比べて一般病床の方がより多く起きると思われます。その遺族がグリーフ・プロセスをスムーズに経るようにケアするのが看護師の仕事です。すなわち、患者が亡くなったことを認め、遺族としての悲嘆の痛みに「耐えなが

ら、生活全般の立て直しという気の長い目標に向かって努力をしながら前進を試みることです」［ニーメヤー、2006：35］。遺族のグリーフ・プロセスの過程においては、まず、遺族が患者の死を自分たち自身の悲しみとして感じられることが必要です。緩和ケア病床では、患者が緩慢に死へ向かうなかで、患者と家族ができるだけ死を受け入れられる「看取りのケア」をします。一般病床の特性から生じるのは、患者は「生きようとしたが、死亡した」という意味で、これを遺族が受け止められるように、労わりながらケアする必要があります。ひとつの例が、「患者さんは、ご本人やご家族のために少しでも長く生きようとし、辛い治療にも頑張る姿は立派でした」と言うような、亡くなるまでケアした看護師だから遺族に伝えられる言葉がけかもしれません。一般病床の看護師には、患者の死が起きた「場」を共有したからこそ、遺族にできるケアがあるはずです。それは、緩和ケア病床と一般病床の違いが曖昧になっているために起きている混乱をほぐし、亡くなった患者から生まれる意味を伝えることが、「亡くなった患者の尊厳」を守る「看取り」になるのではないでしょうか。

とは言え、緩和ケア病床と一般病床の間にある根本的な違いは、日々の仕事の忙しさに紛れてあまり考えられていないように思われます。そのために、一般病床に特徴的なケアを行うことが難しいばかりか、その仕事の過程で緩和ケア病床との齟齬や誤解が生じ、看護師に負担がかかっても原因が見えなくなりがちです。政府の方針により、入院期間の短縮化がすさまじい勢いで進み、一般病床には「かつては治療の適応とはみなされなかった超高齢者や重篤な病状の患者も、高度医療の対象として入院してくるようになりました。その結果、業務はますます煩雑になる一方、患者が亡くなる頻度も高くなり、死は日常と化しているという状況が生まれています」「そこでは患者の死を悼んだり家族を思いやったりする前に、ベッド・コントロールのことを考えなければならず、死は淡々と処置されるものとなります」［武井、2011：66］。一般病床では、重症度が高い患者も入院期間の短縮化の対象で

あり、空きベッドを作らないようにベッド・コントロールが行われています。死亡退院した患者の空きベッドも、もちろんコントロールの対象に含まれていますので、「亡くなった患者」に畏敬の念を払い、ていねいに扱うために時間をかけることはできないのが実情です。

　先に示したように、厚労省の方針では一般病床での看取りの仕事は診療報酬で評価しないことになっています。診療報酬は、主要な業務と判断されたものに報酬を決めているわけですから、報酬を認められない「一般病床での看取り」は、主要な業務ではないとも受け取れます。もしそうであれば、今後ますます、「看取り」が看護師たちに大きな影響を与える仕事として増加するにもかかわらず、それが主要な仕事とは認められないということになります。一般病床での看護師の「看取り」から生じる悲嘆や心への負担の問題は、ないがしろにされてしまうのではないか、という危惧を禁じえないところです。

　ところがその一方で、実際の臨床現場では、意外にも、自分の感情をうまく管理し、「看取り」に対して、とくに大きな問題を感じることなく仕事をこなしている看護師も多くいるのです。そのためなのか、「看護師はプロなのだから、看取りに悲嘆など感じないで、やるべきことをやりこなさなければならない」という、「プロは看取りに悲嘆を感じない」説が、現場ではよく聞かれました。こうした考え方も抑圧となって、「看取り」で悲嘆を感じる看護師が自分の気持ちを表現できなくなるという状況が、とりわけ一般病床の職場環境にはあるように感じます。人の死に関わることで悲嘆を感じ、また、患者側と共通の感情をもつことを求められる事態に直面しながら、職場で自分の気持ちをなかなか話せないという状況がつくり出されているのです。次は、同じ仕事をしていても、悲嘆を感じる看護師と、感じないで仕事ができる看護師がいること、この差が生じる要因について考えていきます。

感情管理と心的感覚麻痺

　一般病床の看護師は、急性期患者の予想外の悪化や死亡に関わることも多くあります。そこでは、命の存在が不安定になっている状態の患者やその家族に気遣うという、情緒的なケアを行うことが求められます。看護師は、先に述べた感情労働で、「自分の感情を誘発したり抑圧したりしながら、患者の中に適切な精神状態を作りだす」［ホックシールド、2009：7］ような、ケアを行います。私たちは通常、無意識のうちに相手の感情を感じようと努め、その感情をみずからの行為につなげます。これに対して看護師の感情労働では、感じていることと、患者のケアに適している感じるべきことが、一人の看護師の中に同時に存在しています。ホックシールドの「感情管理」を基に考えれば、ズレのある二つの感情を認識しながら患者への適切なケアができたとき、仕事での充実感が得られるとされています。急性期患者がもつ無気力や不安や怒りの感情に共感しながらも、看護師が自分の中にある自分自身の感情を認識して、うまく「感情管理」しながら働くことができれば、一般病床でも共感疲労に陥らずに充実感をもった仕事ができるとも言えるでしょう。

　そのうえ看護師が適切な感情管理をすることで、患者の感情から生じる「暴力的な出来事」を事前に回避することができる」［天田、2009：165］という働きもあるようです。人間の感情の深い部分に触れる「看取り」のケアでは、看護師が適切な感情管理を行うことで、看護師と患者が安全な関係を保つことも重要になります。看護師と患者が安全な関係性のなかで自由に感情を表出することができれば、よい関係を作ることができ、仕事にやりがいを感じることができるわけです。このように主体的に感情管理ができるのであれば、「看取り」に関わっても、患者側の悲嘆に巻き込まれることはないでしょう。他方で、相手の感情との一体化が求められることが多くなると、ときには自分の感情が曖昧になってしまい、「アイデンティティが混乱する危険」［ホックシールド、2009：152］に直面してしまいます。自分の中の

二つの感情が曖昧になり、無意識のうちに感じるべきことが感じていることより優位になると、患者の感情に巻き込まれ、結果として共感疲労につながりかねません。患者の死をめぐる感情に巻き込まれる状態になれば、辛くなるほどの悲嘆が生じることもあるでしょう。このような場合、仕事とプライベートを切り離して、自分の空間や感情に戻る時間が大切になるのです［看護者の倫理綱領、第12項］が、これを実現するには看護師の長時間労働の問題が改善される必要があります。

　同時に多くの患者の深い感情にふれるケアをすることが看護師の日常業務であれば、仕事をしている公的な自分を切り離して私的にくつろいだ自分に戻ることは、簡単なことではありません。感情の切り替えが十分にできないまま、次の仕事に就くような就労状況があれば、共感疲労を引き起こしやすい条件が作られていることになります。さらに、「自分がまったくコントロールできないような膨大な数の人々に対してケアをするように要求されると、……自尊の意識を守り抜く唯一の方策は、その仕事を「幻想作り」として定義」［ホックシールド、2009：155-56］し、仕事から受ける影響を減らす防御的な態度をとるようになります。実際には、患者の行為や感情から身を守るために、患者のことを軽く考えたり、患者に対して機械的に振る舞ったりしてしまうというのです。患者の感情に巻き込まれることから自分を守るために、看護師が患者の人間的な部分から遠ざかるようになってしまうことを、武井は、長時間に至る感情労働の結果としての「心的感覚麻痺」と呼んでいます。看護師が「心的感覚麻痺」に陥ると、「気づくと何も感じなくなっている」［武井、2011：65］状態になることを指摘しています。この状態は、看護師が自分の心を守るための本能的な反応であり、自分のアイデンティティを守るための自己防御機制であると言わなければならないでしょう。

　重要なのは、「看取り」に対して「問題になるほどの悲嘆を感じない」という看護師の状態は、適切な「感情管理」によって感情のコントロールがで

きた成果によるものと、「心的感覚麻痺」により感覚がなくなり感じないものとの2種類があるということです。とはいえ、この区別を自分で判断するのはきわめて困難です。武井は、心的感覚麻痺に陥っている医療者は、自分が患者に共感しようと努力した結果、気づかぬうちに共感疲労になってしまうため、患者に関心を持てなくなっていることを認めにくい状態だと述べています。心的感覚麻痺に陥っている看護師が、防衛的に感覚を低下させている状態は自己認識するしかなく、他者にはわからないのです。

　しかしまた、いくら感情管理して仕事をしていても、看護師は「死」という出来事から受ける悲嘆などの影響をすべて防ぐことはできません。厚労省で行われた医療と介護の連携に関する意見交換では、専門家から次のような発言が挙がっています。在宅療養中の患者は身体症状の悪化で緊急入院する数も多く、その場合、急性期患者の処置や対応と同様の扱いになるため、治療は難しく、そのまま病院で亡くなる場合もあります。「看取り」に関わる医療者は、患者の治療と家族へのケアに最大の努力をしますが、「めちゃくちゃ手間がかかるし、めちゃくちゃ人がたくさんいります」［厚労省、2017］。一般病床で「看取り」に関わる医療者は感情管理をしている専門家ですが、それでも人が亡くなるときというのは一般社会が思っている以上に、スタッフに負担がかかる仕事になります。医療者にとって「一般病床での看取り」は、感情管理をしていても身体的・精神的負担が大きく、なんらかの改善が必要な状況であることが、現場から報告されています。

エンゼルケアの問題

　「看取り」には、看護師が遺体に直接触れて処置を行うことで寝姿のように整える「エンゼルケア」という仕事がありますが、一般病床では、ここにも時短と能率性が求められることになります。現在の一般病床で、「エンゼルケア」に時間がかけられない理由の一つは、それが多くの日常的な仕事と同じように考えられていることにあります。とりわけ、急性期の治療では、

症状の変化に対応する迅速性が求められるため、すべての仕事を進めるうえでのテンポが速くなります。加えて、政府が進めている入院期間の短縮化から、亡くなった患者にもベッド・コントロールを求められるので、「エンゼルケア」も例外なく迅速性の対象となります。例えば遺族が、患者の死亡に関する話を担当医師から聞いている間に、看護師が遺体への「エンゼルケア」を行うなど、いくつかの仕事を並行して進めることで時間を有効に使うことも多いでしょう。遺族と伴に行うことが想定されていない「エンゼルケア」の場合、遺族がそれを希望すると、看護師との時間調整などが必要になります。「看取りケア」を能率的に行いながら、同時に「遺族ケア」に時間をかけるという手腕と時間管理が看護師に求められることになります。現在では多くの看護師たちが、時間のやりくりをしながらそうした仕事を行っていると思われます。いずれにしても、緩和ケア病床のように、もともと家族を含めて「エンゼルケア」を行うことが仕事の基本のかたちだと考えている場合と比較すれば、一般病床の看護師にはルーティン化されていないことの負担がかかることになります。

　2014 年の、比較的「看取り」が多くある一般病床での調査によれば、看護師の経験年数に関係なく、「看取り」という仕事に不安がないと答えた看護師は 5 ％しかいませんでした。看護師たちは「患者と遺族の尊厳を守りたいと意識している」［田中・藤村・山田、2016：881］にもかかわらず、「エンゼルケア」や、遺族への精神的なケアの方法についての教育を十分に受けていないと感じており、不安を抱えながら「看取り」を行っている状況が報告されています。これまで「一般病床での看取り」に関する研究がなされていなかったために、看護師たちがこうした悲嘆や不安をもっていることはわかっていませんでした。患者中心の医療・看護と言われる現在、病床の種類に関係なく、医療者が遺族の思いを叶えようと努めることは当然でしょう。しかしながら、緩和ケア病床と一般病床の業務の流れは、「エンゼルケア」という仕事一つをとってみても異なっています。医療機関に求められている

役割が違っているのですから、医療者の働き方も違っていて当然であり、緩和ケア病床と同じようなケアが求められれば、一般病床の看護師には負担がかかるのです。

　看護師にとって「エンゼルケア」は、山ほどある看護の仕事のなかの一つでしかありませんが、「看取り」という人にとって大きな意味をもつ出来事に関わるため、本質的に重みのある仕事にまちがいありません。このように、「看取り」は重い意味をもつため、一般病床の仕事の特性に沿った方法をとらなければ、看護師の精神的負担の要因になってしまうと考えられるのです。

4. 「看取り」の儀礼とグリーフ・プロセス

「一般病床での看取り」に関する儀礼的習俗

　一般に、「医師の多くは患者の死をもって医療の敗北・失敗と考える」［伊藤、1981：460］と言われます。医師たちは、自分の力不足によって患者を救えなかったと考え、患者の死に或る種の恐怖を感じたり、死を否定したいという願望が湧いてきます。そのため、できるだけすみやかに遺体から離れるようになると言われています。この、患者の死から逃れたいという願望は、「病棟スタッフとしての看護師にも同様に分かち持たれています」［伊藤、1981：460］。医師たちは、看護師の言動を見て、看護師も患者の死の恐怖から逃れるために、医師と同じように患者の死をルーティン化するような防御反応を取っているのだ、と感じています。このように、一般病床の医療者が患者の死や「看取り」について特徴的な考え方と振る舞いをもっていることを、看護師の福永憲子は、あたかも「看取りの習俗」のように受け継がれている考え方と振る舞い方がある、と述べています。医療者は、亡くなった患者が他の患者の目に触れないように配慮し、「エンゼルケア」が終わった遺体は「霊安室に速やかに移動します」［福永、2014：136］。多くの一般病床では、患

者の死を他の患者から隠すことや、遺体を病室に長く安置しないことなど、ほぼ同様に振る舞っています。医療者にこうした振る舞いの根拠を聞いても、はっきりと答えられる人はいなかったと福永も述べており、医療者による一連の行動には、明確な行動規範はないようです。おそらく、医療者の罪悪感や恐怖感や、他の患者への配慮が、「看取り」に時間をかけず遺体を病室に長く安置しないという行動につながっていると言えるでしょう。

　患者が亡くなるということは、感情管理に基づいた感情労働だけでは乗り越えられないほど重く、無念さや、「死を否認するほどの強い思い」［平野、2010：93］を感じることは避けられないのです。それでも医療者は、仕事を続けるためにできるだけ自分の心を安定させ、「亡くなった患者の尊厳」を守るために受け継いできた振る舞いをします。医師と看護師では職分の違いから、まったく同じ考え方にはならないのですが、「一般病床での看取りの振る舞い」に関しては、互いの立場や仕事を調整することで、病院組織としての「看取りの振る舞い」をつくってきたのだと考えられます。習俗化して、暗黙のうちに手順が決まっている「看取りの振る舞い」は儀礼的処置のようにさえ見え、「看取り」を職務上強いられている看護師が、死の人間的意味を剥ぎ取り、「……究極の感情管理をしている姿といえます」［武井、2004：145］。「一般病床での看取り」は、患者に治療が行われている同じ病室の隣のベッドの患者に、予測できない「看取り」が起きて対処しているようなこともあります。ときには治療をつくしても効果が出ない患者の、死に向かうプロセスを見続けるという、辛いケアをすることを余儀なくされます。患者に向き合う辛さから医師が患者から離れるようなとき、医師が負担しない部分の感情労働も、看護師が「感情労働の分業化」［武井、2004：157］として担っています。そのような中でも看護師には、治療業務は停滞させないで、同時に突然の「看取り」にも冷静に迅速にていねいに対応し、亡くなった患者の尊厳を守る振る舞いが求められます。このような状況が背景にあり、一般病床に適応するような特殊な「看取りの振る舞い」が成立し

たと言えるでしょう。

　しかしながら患者には一般病床の医療者の事情はわからないので、一般社会から「看取りの振る舞い」を見ると、「亡くなった患者の尊厳」を守っているようには見えないことがあるようです。実際に、儀礼化することで畏敬の念が消失するようなことがあるのかもしれません。習俗は、無意識のうちに継承される分、その力は強く、行動パターンを変えることや、新しいものを取り入れることはとても難しいものです。一般病床の「儀礼的な看取り」にも同じことが言え、振る舞いに問題があるからといっても、行動パターンを変えることは簡単ではないでしょう。最近は、一般病床でも「エンゼルケア」の技術の向上やデス・カンファレンスなども、病院単位で努力して少しずつ取り入れられているようです。ところが、まだ一般病床で共通して採用できるような、確立されたものはありません。新しい方法を導入し、定着させるには、有効であるから受け継がれてきた振る舞いがあることを考慮しつつ、これを形骸化させない対策が必要なのだと考えます。

脱人格化と儀礼的な看取りの発生理由

　上述のように、現在の一般病床に「看取り」に関する方策を取り入れ定着させるためには、「儀礼的な看取り」が必要となった理由と意味を、より詳しく知ることが必要でしょう。

　米国の一般病床で亡くなった患者への医療者の関わり方は日本と同様で、「……繰り返し日常的に起こる他の全ての事柄と同じ類型に入る出来事として見なし……」［サドナウ、1992：63］、他の患者から隠し、医療に管理された死として扱い、淡々と仕事を行っているように見えると言われています。「看取り」を、日常的に繰り返す仕事と同じ扱いにすることで、看護師の誰もができるような仕事となります。また、看護師がストレスの多い仕事を繰り返せるのは、それを日常業務の一つにすることで、道徳的問題は仕事の中に埋もれてしまい、「……看護師の感情は平坦化していく……」［チャンブリ

ス、2007：19] ためです。諸外国や日本でも、死の隠蔽化傾向と相俟（あいま）って、一般病床での患者の死は医療側に管理され、日常の仕事のようにルーティン化されているのです。「看取り」をルーティン化するのは悪いことだけではなく、多くの看護師が「看取り」という仕事をすることを可能にし、看護師の共感疲労や心の消耗を少なくしているということでもあります。

　これまで看護師は、厳しい医療現場にあって、自分たちが「傷つかないことへ向けての組織化」[武井、2004：239] をはかり、看護の集団組織としていくつかの防衛機能を働かせて仕事をしてきました。その方法の一つは、看護師が患者と自分を、あたかも人間的感情を有さない存在と見なし「脱人格化」することです。「脱人格化」することにより、患者と看護師の感情は否認され、個人の判断や意見は認められず、組織のルールに盲従し、看護師の心が消耗することを回避してきました。この「脱人格化」は、医療者の能力の熟達度を評価するのにも使われます。医療者の能力は経験した回数が重視され、「看取り」も看取った患者の人数ではなく、他の医療処置と同じように、「脱人格化」した表現による経験回数で話されます。看護師同士の会話では、「看取り」の経験も回数で表現ができないと「……素人っぽさを示すものとして受け取られてしまい」[サドナウ、1992：70]、看護師としての能力を認められないということになります。このような医療での「脱人格化」という捉え方は、看護師がケアすることで生じてしまう傷つきから心身を護ることや、医療や看護組織のなかで仕事をするには必要なことになります。

　ところで、一般病床の看護師が行う「看取り」の習俗的な行動について、武井は、「儀礼的処置のよう」だと表現していますが、これにはどのような理由があるのでしょうか。一般的な日本人の遺体に対する考え方は、「死後の身体がたんなる空虚な物理的器・抜け殻ではなく、意志・要求・希望をもつ生死の境界的存在である……」[種村、2008：53] と言われています。こ

のような考え方をもっている看護師ならば、遺体に直接関わることは特別な意味をもつことになります。また遺族の心情を気遣うと、意味が生じている遺体に「脱人格化」したような扱いはできなくなり、特別な対応をする必要性がでてきます。そこで、一般病床が「喪の儀礼のはじまりの場」と捉えると、病床での「看取り」は一般社会で行われる葬儀プロセスのはじまりと同じように考えることができます。このように対応すれば、亡くなった患者の脱人格化を避けつつ、死者を悼み敬う儀礼と捉えることができます。まれに、亡くなった患者に対して強い悲嘆を感じる看護師がいると、日常業務を停滞させる恐れがあります。そのようなときも、「看取り」を儀礼的な振る舞いに昇華することで、喪のプロセスは自分の感情とは切り離された「業務の一環として、手順に従って片づけられていき、ほとんど（あるいは全く）深刻に考えられることもなくなります」[チャンブリス、2007：40]。一般病床において「儀礼的な看取り」として振る舞う目的は、通常業務を停滞させずに「亡くなった患者の尊厳」を守るということでしょう。つまり看護師の誰もが、意味のある「看取り」を滞りなく進めることができるということにもなります。

　このように見てきて気づくのは、通常の一般病床の業務は医療機関の建物の中という範囲に限定されるので、「儀礼的な看取り」もまた、亡くなった患者が建物の中にいる間に限られているようです。看護師たちは、亡くなった患者が死亡退院するまでに、そのときの状況で可能な限りのケアを協力して行い、死亡退院をもって喪の儀礼は終了と見なしているようです。亡くなった患者が建物の外へ出たところが区切りで、他の患者の治療や次に起こる患者の死に対応できる体制をつぶさに作り、これをくり返します。ところが、患者側から見ると、患者の死は非日常で特殊な出来事であり、ここに一般社会の考え方と、「儀礼的な看取り」には意味の解釈において齟齬が生じるようです。そのため看護師は、医療と患者側の間に生じた齟齬に、両者のバランスをうまく取りながらケアをし、今日まで受け継いできています。こ

れも、多忙な業務の中で看護師たちが工夫してきた方法と考えることができるでしょう。

グリーフ・プロセスとの関係

　「一般病床での看取り」を喪の儀礼と考えるのであれば、そこでの「儀礼的な看取り」が、看護師のグリーフ・プロセスにもつながると思われます。最後に、この点について考えてみましょう。エレン、ローラは、「喪の儀礼は、嘆きを開放する強力な回路になる」［エレン、ローラ、2007：132］と述べ、悲嘆の感情を開放する可能性があると説明しています。一般に行われる葬儀の参加者は、死者への悲しみや嘆きの感情をもつものだと想定されていますが、実際に葬儀に参加する人たちの感情は皆同じとは限りません。たとえそのような状況でも、参加者全員で儀礼的儀式を進めると、バラバラになっている参加者の感情の「……逸脱を吸収することができる」［ホックシールド、2009：70］ので、葬儀に求められている悲嘆の感情に皆が到達できると言います。患者が亡くなった「場」になる病室から、喪の儀礼に沿うような振る舞いを皆で行っていくということは、亡くなった患者を敬い、立ち会っている人の悲嘆感情を発露し、悲しみを共有する方向へと進む働きがあるようです。

　一般病床では、医療チームが全力で治療を行っていても、不幸にも死の転帰をたどる患者がいます。死が予測されていないことも多いため、患者の死が告げられても事態が混乱していることも多く、家族や看護師も悲嘆を感じるような雰囲気になっていないことがあります。そのなかで看護師は、「看取り」を主体的に進め、「儀礼的な振る舞い」を意識的に続けていくことで、自分が悲嘆の感情にたどり着けるということが起きます。もう一方で、患者が亡くなるまでの間に、救命のためにチームで全力を尽くし治療を行った一員になっていたことも、看護師の後悔の念を軽くするのではないでしょうか。看護師が患者の治療に全力を尽くすということは、患者の命を大切に思

い、尊重する行動に他なりません。「儀礼的な看取りの振る舞い」とは、単なる行為の自動機制化ではなく、その時その場において、医療者が全力で治療を行ったという、患者の生命に真摯に向き合う一連の行動でもあります。ですから、看護師は自分が行ったケアを振り返ることができ、悲嘆をグリーフ・プロセスにつなげることができるのでしょう。また、立ち会っている人たちの感情も、亡くなった患者の尊厳を守ろうとする場を共有することで、少しずつ亡くなった患者を悼む方向へ変わっていくのではないでしょうか。「儀礼的な看取りの振る舞い」を通して、立ち会っている人が悲嘆という感情になっていくことは、後述するような、儀礼の働きと行動や感情をつないでいる身体知[4]によるものとも言えるでしょう。

　これまで説明してきた「儀礼的な看取り」とは、患者が亡くなってからお悔やみを述べることや、医療者として治療を尽くしたが悲しい結果になってしまったと哀悼の意を伝える言葉などで、一般病床ではすでに行われていることです。他にも、儀礼として滞りなく終了するような看護スタッフの協力や、エンゼルケア用に決められた道具を使う手順など、多数のことがあるはずです。看護師は、「看取り」という意味のある振る舞いをとることで、看護師として亡くなった患者の尊厳を守りながらも、同時に「業務が遂行できている」という感じ方へ、儀礼によって働きかけられます。看護師は、亡くなった患者と家族の対応をすべて終わらせた最後に、無事にお見送りできたという達成感が得られると、それもグリーフ・プロセスの一環になると考えられます。

　看護学生に対して行った調査では、自分が関わりをもった患者の死に立ち会うことで「……自分が始めたケアにけじめをつけることになりました」［スミス、2007：161］と言い、「エンゼルケア」を終えた看護師は、「……最後の務めは患者への最後の義務だ」［スミス、2007：162］と、考えているようです。看護師が亡くなった患者の「看取り」を行うことは、生前の患者との関係が死によって終わったことの確認になり、看護師にとって大切な意味が

あると言えるでしょう。スミスが報告している英国と日本では、医療や生活習慣などが異なるため、単純な比較はできません。しかし日本でも、一般病床での「看取り」が終わると、看護師たちは「最後」や「けじめ」という言葉を使います。患者の「看取り」に関わった看護師や看護学生の言葉からもわかるように、看護師にとって、みずから患者に「エンゼルケア」という最後の処置を行い、患者との関係性に一つのけじめをつけるということが、グリーフ・プロセスにつながる重要な意味をもっていることがわかります。これについては、日本の緩和ケア病床の医療者などからも同じような報告があり、やはり、「看取り」や「エンゼルケア」が亡くなった患者との関係のけじめになり、大切なグリーフ・プロセスになることは共通していると言えます。

　これまでの看護師たちの言葉からもわかるように、一般病床の「看取り」の「儀礼的な振る舞い」は、喪の儀礼であり、亡くなった患者の病院での葬儀のようでもあります。こうすることで、看護師や医療者は、病院で亡くなった患者に対して特別な意味をもたせ、医療者なりに「亡くなった患者の尊厳」を、できる限り守ろうとしているように感じます。一般病床の看護師たちは、自分たちの多忙な職場環境でも可能で、しかも過剰な負担にならない、グリーフ・プロセスにもつながる方法として「儀礼的な看取り」を慣習的に作りあげてきたといえるのではないでしょうか。この「儀礼的な看取り」がグリーフ・プロセスにつながるということが、適切な感情管理の成果として過剰な負担を感じずに「看取り」を行える看護師がいるということにもなります。

　一方で、「看取り」に対する感じ方は看護師によって個人差がありますので、「儀礼的な振る舞い」はしていないが負担を感じないという看護師もいると思います。さらにその反対側に、「儀礼的な看取り」や感情管理ではコントロールできないような悲嘆を感じる看護師がいるということも、忘れてはいけないのです。「看取り」に対する感じ方はあくまで一つの考え方です。

とはいえ、様々な心情をもつ一般病床の看護師たちが、多忙な業務に翻弄されずに「看取り」に関わっていく他の方策について、次節で考えていきます。

5. 看取りの悲嘆と本来の看護への方策

本来の看護に向けて

　以上に述べてきたことをまとめたうえで、本来あるべき看護の姿を確立するための方策と関連させて考えてみましょう。そもそも看護本来のあり方とは、「人間の生命、人間としての尊厳及び権利を尊重」［看護協会、2003］しながら、「看護師が主体となって、何をどのようにするか対象に働きかける」［看護協会、2016］ことです。現在の一般病床では、この本来の看護が行えないという問題の増加が心配されるのです。その要因になっているのは、人員不足、過重勤務、悲嘆処理などによる看護師の心身への過重負担です。多くの看護師が過重勤務になっている現状では、働き続けることが精一杯で、本来の看護の方策を考える以前に、就業者としての権利と尊重が危うい状態になっています。

　これまでに、「亡くなった患者の尊厳」は、患者と看護師が伴に尊重され、得られることだと述べてきました。看護師が尊重されていない状況は、亡くなった患者も尊重されないという事態を生じさせることにもなります。「亡くなった患者の尊厳」を守る看護を行うためには、それを実践するためのゆとりが必要です。看護師の需給検討会では、「政策意図と現場の実態が食い違っていることがあり、……本当の意味で政策を打ったことにはならない」［厚労省、2015］と指摘されています。これまでに、看護の実態に合わない政策が繰り返し立てられてきたと述べられています。本来の看護が実践できるようなゆとりがある職場にするためには、行政において実態に合った実現可能な方策が立てられ、これに沿って職場が改善されなければならないのです。

　そのためにはまず、看護の職場の実態が広く知られなければなりません。本章では、一般病床における「看取り」のケアの実態と、現在のかたちになった経過や理由を業務規範と医療者の心情という視点から取りあげ、看護の現場にある問題について考えてきました。そこから見えてきたことは、現在の「看取り」のケアが、看護師たちの努力によって、長所と短所がきわどいバランスで成り立っているということです。つまり、現状の短所だけを見て改善すればよいという単純なものではなく、実態を踏まえ、長所はそのまま活かせるよう、慎重に検討していかなければならないということでもあります。

方策として「悲嘆を語る」ことの尊重

　現代では、自分の心情を語ることの大切さが社会的に認知されてきています。しかし看護師の中には、職務の重い内容に比べて自分の悲嘆を語る場がないために、患者が亡くなることが辛くなり、離職に至った例があることを挙げました。一般病床の看護師には、病院勤務者という立場や守秘義務から、仕事について話せる場があまりないことが多いようです。同僚の看護師と話ができることが望ましいのでしょうが、亡くなった患者の話しは好まれないため、看護師同士ではほとんど話さないのが現状です。

　理由としては、亡くなった患者について語り合わないという看護師の文化のようなものがあり、すべての看護師に亡くなった患者の語りを禁じ沈黙を強いるような力が働くためです。そのため、「……「話せる人」や「同じ体験をした人」を「選んで話」をしていました。まったく「話せる状況」ではない病棟では、それが辛くて辞めていくスタッフもいました」［鷹田、2012：174-75］というように、話しをする機会をみずから探し、ようやく仕事を続けられている看護師もいます。このように、話ができたため仕事が継続できている看護師がいることから、「話すこと」が離職を防ぐ過程に影響をおよぼしていることがわかります。

　「看取り」という仕事のもつ質的な重みを感じた看護師は、自分が関わった「看取り」を語るという作業を行うことで、「傷ついた者のライフ・ストーリー（生活史全体）の中に統合される」ようになります［ハーマン、2007：273］。看護師は亡くなった患者について語ることで、みずからの心の整理ができると言えるでしょう。その際、語る看護師にとって重要なのは、「自分の喪失の物語の語りを、……自分の苦しみとしてまともに受け止めてくれる」［ニーメヤー、2009：103］、信頼できる人がいてくれることです。語ることができ、聴いてくれる人がいるということが、グリーフ・プロセスのなかでも大切なことです。語りたい思いを抱いている看護師にとって、信頼できて聴いてくれる看護師に語ることできれば、心の負担を軽くすることができるでしょう。看護師が自分の心情を話したいと思うことは自然なことであり、それを真摯に聴くことも大切なことです。職場で安心して語れ、聴くことができるということを忌憚なく行える環境を作ること、これこそがモラル・エコロジーの課題だと言えるでしょう。

方策として「悲嘆を語らない」ことの尊重

　自分の心の負担を語りたい看護師がいる一方で、一般病床には、亡くなった患者について語らない看護師や、そうした話を聞きたくない看護師もいます。この中には、「儀礼的な看取り」を通じて自分の悲嘆を適切に昇華できていたり、感情管理が上手くできているために語る必要性がない看護師もいるでしょう。

　ところが一方で、すでに述べたように、病院という「日常の一部として人々は苦しみ死ぬ」、「尋常ではない」［チャンブリス、2007：24］場所で働くために、自分や患者を「脱人格化」する看護スキルを獲得して、仕事を続けている看護師たちもいます。とりわけ心に負担がかかる「看取り」という特殊な仕事を行う看護師には、自己防衛のための「脱人格化」は、尋常ではない場所で継続して働くための重要なスキルとなります。看護師は泣かない

のが「職業的態度」［武井、2011：65］だと、先輩看護師から徹底的に「脱人格化」することを教えられ、それを看護師であるための価値観の一つとしてもっている人もいます。この「脱人格化」して心のバランスをとっている状態を維持しようと思ったら、不用意に語りによる感情的な部分に触れることは、心的バランスを崩す危険性があり、むしろ回避すべきことになります。そのため看護師の感情に関わる本章のような話はしたくないし聞きたくもないと考え、その意思表明することも避け無関心を示す看護師もいるはずですが、これも看護師の一つのあり方として尊重されるべきでしょう。

　このように考えてきますと、看護の世界では一般論とは異なる、「語らないこと」も大切なあり方になります。「語らない」理由について整理すると、1つは、感情管理や儀礼的看取りで自分の感情をコントロールすることで十分に昇華し、「患者の死」という事柄を語る必要がないと考えている場合です。

　理由の2つ目は、看護師が自分の悲嘆や不安を内部に抑圧し保持して悲嘆を感じていない場合が考えられます。他の看護師の語りに不用意に触れることで、心を抑圧しているバランスが崩れ精神的に追い込まれてしまうため、語りを聞くことも拒否するような場合です。

　3つ目は、守秘義務の有無にかかわらず、亡くなった患者の尊厳を守るため、今は語るべきではないと考えている場合です。患者の死を語ることが、自分の心を軽くするための手段になってしまうと感じている場合です。

　理由の4つ目は、看護師が、患者の死を言葉にできないほどの重い事柄として感じているときです。看護師が、患者の死という意味の重さを、強い悲嘆や無念さ、苦しいほどの後悔などとして感じているときには、とても話すことなどできない場合があります。

　このような理由で、患者の死について語りたくない看護師がいることを理解し、この看護師たちの存在も尊重されるべきでしょう。しかしそうかといって、これまでの職場に多く見られたような、「語らないこと」を、他の

看護師にまで強いるような雰囲気で表現するのは、やはり問題でしょう。語りたいと思っている看護師が沈黙を強いられるのではなく、語らないと思っている価値観も、看護師たちが納得できる仕方で認め合っていくということが大切です。「語ること」と「語らないこと」は、看護師にとってどちらも大切なことです。一人の看護師でもそれぞれの立場に変わる可能性があることも理解し、職場での共通認識とすることが必要でしょう。これらを総合して考えられる方策は、「一般病床では、看護師が話したいときに話せる場があり、そのときに聴ける状態の看護師が聴く」という、立場や時間に対する柔軟性を基本に置いた職場環境作りを、意識的に行っていくということです。

身体知を意識したグリーフ・プロセスの重要性

　看護スキルを獲得するには、ルーティン化した仕事を何度も繰り返し行い、回数を重ねることによるいわゆる慣れではなく、ワザを身につけるときのように、「多くの場合それはいつの間にか起こる」［チャンブリス、2007：52］ような、何かがあるようです。これこそまさに「徳の体得」にほかなりませんが、スキルを獲得した達人レベルの看護師でも、「達人の実践の説明を理解するのは難しい」［ベナー、2008：26］と言われるように、明確に言葉で表現することができないもののようです。看護技術を行うときのカンや、感情管理によって形成される関係性や、自分や患者の感情などを、看護師が身体の感覚で感じているときがあります。これは、身体で認識するために言語化することが難しい身体知[4]と言われるものでしょう。看護師は、その仕事の特殊性から「ほとんどその人にしかわからない、他人には説明ができないような極めて個人的な意味」［ニーメヤー、2006：11］や、看護師同士であっても説明ができないような感覚や感情をもつことがあります。自分が悲嘆を感じているのか、昇華できて悲嘆として感じていないのか、それとも「心的感覚麻痺」の状態であるのかを知ることは重要ですが、看護師が

自分の身体感覚でしか認識できないと言った方がよいでしょう。

　とりわけ「エンゼルケア」は、直接遺体に触れることで「患者の死」という悲しみを強く感じることになります。同時に、「エンゼルケア」という行為を通して自分の心を整理し、みずからのグリーフ・プロセスにつなげることができます。「儀礼的な振る舞い」は、患者の死によって生じる悲嘆を自分の経験として意味づけするのですが、ここにも身体知によるところがあります。こう見てきますと、看護師には、感情と感覚や行為を重ねれば重ねるほどその場に表れる意味が強まり、その結果として、悲嘆がグリーフ・プロセスに導かれるということが起きるようです。一般病床での「看取り」は、習俗的な行為や「儀礼的な振る舞い」を行っていくと、いつの間にかグリーフ・プロセスへ進んで行くようなものがあるため、看護は大変な仕事でも継続可能なのではないでしょうか。このような看護師が、亡くなった患者や自分の尊厳を守るケアを繰り返すことにより体得できることを、「尊厳の徳（virtue）が形成される」と言うのです。

　しかし注意すべき点は、身体知による看護ケアやグリーフ・プロセスは感覚が中心となって働くため、自分の行為に対しての認識が薄くなるということです。「儀礼的な看取り」も、感情や敬う気持ちが伴うものでなければ機械的に繰り返すだけの行為になってしまい、体得した振る舞いが患者や自分の尊厳を守るという倫理的な徳の行為にはなりません。そうは言っても、多忙な仕事が続く看護師には、1つひとつのケアに対して考え込まなくても能率よく働けるスキルは必要です。すなわち、看護師は自分のケアや感情について、ときどきは振り返り反省してみることが大切なのでしょう。身体知では、「看取り」に関わることで生じてくる意味を認識するようにすると、意識していないときより、よりいっそうグリーフ・プロセスが強く働くようです。ときどき自分の行為の意味を振り返ることができれば、グリーフ・プロセスの過程にも影響があるでしょう。

　看護師が自分のケアに無意識でいることの問題点は、現在の多忙な一般病

床で働き疲れている看護師が、悲嘆を抑圧し続け、自分でもそれを忘れているような状態で安定してしまうことです。そのまま「……感じなくなっているからといって、それがなくなるわけではなく……傷つきは放っておくとじわじわと看護師の心と身体を蝕んでいきます」［武井、2011：66］。看護師自身が健全な状態で仕事を続けるためには、ときには自分の感情やケアを振り返って、グリーフ・プロセスするように意識することが、やはり必要なのでしょう。一方で、現在の看護師不足が解消し、過酷な勤務状態が改善されるまでは、看護師が自分で関わった「看取りのケア」について振り返ることも難しい現状があります。そのような状態でも身体知を意識したグリーフ・プロセスは、自分が可能なときに、その「場」に適した方法で、自分の悲嘆を経験に統合していくことができます。身体知やグリーフ・プロセスは、個別的で多様ですから、万人に適用できる方法はないかもしれませんが、言い方を変えれば、個人が柔軟に自律的に陶冶できる可能性があります。こうした方策も、看護師が自分自身を管理して仕事を続け、理想的な看護を目指していくうえで、実践可能な一つとなるでしょう。

6. おわりに

本章では、看護師に視点を置き、一般病床での「看取り」を範例として、「看護ケア」の問題を考察しました。一般病床には「儀礼的な看取り」や習俗的な考え方があり、看護師は「感情労働」や「身体知」によるグリーフ・プロセスを行っています。看護師の「看取り」にまつわる振る舞いは、よい効果と短所をあわせもつもので、一般病床という特殊な環境で仕事をするためには必要なものです。様々なバランスを取りながら、これからも「看取り」という仕事を行っていくのは変わらないでしょう。紙幅の都合で今回考察しなかった、現在行われているベッド・コントロールの倫理的問題についても同様なことが言えます。

　日本はまさに、高齢化社会・多死時代に入り、誰もがケアを受ける側か、ケアをする側の当事者になるような社会にあります。にもかかわらず、一般病床での「看取り」についての情報はあまりに乏しく、それが患者側の医療の選択を難しくさせているという問題を強く感じます。そもそも、病院で行われている現状の「看取り」や、看護師の働きが理解できなければ、患者側は自分が望む医療や看護を選択することは不可能なはずです。看護の本来の理想的なあり方は、患者と看護師と医療者たちが協同でつくりあげていくべきものでしょう。この理想を実現するためには、遠回りに見えても患者と医療者が共に現状を正しく知ることからはじめなければ、砂上の楼閣のようなケアになってしまうのではないでしょうか。

　これまで看護師たちは、理想的な本来の看護をするために努力をしてきましたが、看護師たちだけでそれを実現することは限界にきていると考えられます。1節でゴードンの、「看護師は、自分たちの行っている看護や看護の重要性を自分たちで社会に明言しなければならない」と言う指摘を挙げたのは、まさに現在の看護の危機的状況を克服するために必要なことだからです。看護師は医師の補助的役割という社会的認識からいまだに脱することができない状態では、AI（人工知能）やロボットなどの看護師に代わりそうなものの出現で、看護師不足の問題は解決すると考えられがちです。いままで看護師に対する理解が広がらなかった理由としては、看護師が患者に理解できるように、看護師の仕事を伝えてこなかったということは大きいでしょう。このような状況のまま、看護師への方策の検討だけがされ、ケアを受ける患者の意見が入らなければ「理想的な看護」とはまた離れてしまいます。患者は急に希望を聞かれても、自分たちが望むケアについてすぐに答えられるものでもありませんから、病気のときに限定せず、少しずつでも対話を進め、お互いの状況を理解し望むケアを実現していくことが必要でしょう。

　ここでは、看護師や患者が医療について考える機会となることを期待して、差し迫った問題の一つである「看取り」を取り上げました。「看取り」

には「ケア」が欠かせませんが、「ケア」は「関係」「感情」「尊重」「気遣い」など、見えないものを多く含み、定義することや言葉で表現することも難しいものです。にもかかわらず、「看取り」や「ケア」について考え対話をするには、「ケア」を言葉で表現しなければならないのです。本章では「悲嘆」「儀礼」「身体知」など、「ケア」と関係しているが可視化できないものを表現することを試みました。これを足掛かりに、大切なのに、かたちも正解もない「ケア」について対話し、ケアする人と受け手が一緒に考え悩みながら、希望を見つけることに役立つことを望みます。

　現在の社会で各個人が、理想的な「ケア」に近づくように頑張ることは素晴らしいことだと思います。そのケアする人もケアされる人も、伴に人間としての限界があり、幸せになる権利のある人同士として尊重されなければならないはずです。キティが「ケアの倫理は自己犠牲ではなく、ケアを必要としている人もケアを提供する人も平等で、同じように大切にされることを、ケアの倫理自体が要求している」と提唱したように、ケアする人をケアする社会システムが必要だといえます[5]。看護に限らず今の日本の「ケア」の場は、より良い「ケア」をしようとする側が、残念なことにみずからの生活や身体を犠牲にしなければならないことが多すぎるように感じています。大切な人を「ケア」するために、大切なものを犠牲にしなければ成り立たない「ケア」では、誰も幸せにはなれないのではないでしょうか。今日の日本の「ケア」はたくさんの問題を抱えていますが、少しずつでも一緒に語り合っていくことが、まずは大切なことだと考えています。

（海野まゆこ）

注
1)　本章の参照資料
　　・日本看護協会：「看護者の倫理綱領」(2003)、「日本の医療を救え」(2011)、「平成24年都道府県ナースセンターによる看護職の再就業実態調査」(2012)、「看護業務基準」

（2016）、「2016年病院看護実態調査」結果速報（2017）。

・厚生労働省：「過重労働による健康障害防止のための総合対策について」（2006）、「看護職員の現状と推移」第1回看護職員需給見通しに関する検討会（2014）、「医療施設動態調査（平成28年1月末概数）」（2016）、「第5回社会保障審議会療養病床の在り方に関する特別部会」（2016）、「在宅医療の現状」第1回全国在宅医療会議（2016）、「平成29年我が国の人口動態（平成27年までの動向）」（2017）、「平成29年度第9回入院医療等の調査・評価分科会諸事次第」（2017）、「第7次医療計画」（2017）、「在宅医療（その3）」中央社会保険医療協議会（2017）、「医療と介護の連携に関する意見交換　第1回議事録」（2017）、中央社会保険医療協議会　総会（第387回）議事次第（2018）、「平成30年度診療報酬改定説明会資料」（2018）、「診療報酬の算定方法の一部改正に伴う実施上の留意事項について（通知）」（2018）。

・日本ホスピス緩和ケア協会：「緩和ケア病棟入院料届出受理施設・病床数の年度推移」（2017）。

2)　看護協会（2011）「日本の医療を救え」参照。

3)　海野まゆこ（2017）「看護師業務からみる一般病床に起きる問題 ― 看取り業務の実体を考察する」第43回 日本保健医療社会学会大会。

4)　「身体知」は、身体知覚や、身体を能動的・受動的に使う身体動作などで感じる感覚、言葉では表現不可能な「感覚」を身体で知ることです。これらの感覚や知覚がまとまり結びついて自分にとっての意味となり経験になっていきます。

　【例】ワザ・タイミング・悲しい・美しい・スムーズ・ボディランゲージ・呼吸など。

　　本章で使用する「感覚」は、「身体知」による「感覚」と定義します。「感覚」は、言葉で表現できない、まだ意味づけまでいかない段階の感覚のことです。

　　大橋容一郎（2014）「身体知について ―「身体を知る」と「身体で知る」」鈴木守編『「知としての身体」を考える ― 上智式 教育イノベーション・モデル』学研マーケティング：22-37。参照。

5)　キテイ・エヴァ・フェダーは、自著『愛の労働 ― あるいは依存とケアの正義論』について、2010年に来日し講演を行っています。キテイ・エヴァ・フェダー、岡野八代、牟田和恵編著・訳（2011）『ケアの倫理からはじめる正義論 ― 支えあう平等』白澤社、参照。

引用文献

・天田城介（2009）「労働の分業 ／ 労働を通じた統治 ― 感情労働の位置について」安部彰・有馬斉編『生存学研究センター報告8 ― ケアと感情労働 ― 異なる学知の交流から考える』立命館大学生存学研究センター：164-192

・伊藤幸郎（1981）「死をみとる医療と医学教育」『Journal of UOEH』（産業医科大学雑誌）

　3（4）：459-468

・エレン・バス、ローラ・デイビス、原美奈子、二見れい子訳（2007）『生きる勇気と癒す力 ─ 性暴力の時代を生きる女性のためのガイドブック　新装改訂版』三一書房

・加藤尚武（2017）「死生観の東西 ─ 井上円了の霊魂論」『井上円了センター年報』25：3-20

・金子雅彦（2012）『医療制度の社会学 ─ 日本とイギリスにおける医療提供システム』書肆クラルテ

・日本看護協会（2003）「看護者の倫理綱領」
　　（2006）「潜在ならびに定年退職看護職員の就業に関する意向調査報告書（平成18年度）」
　　（2011）「日本の医療を救え」
　　（2016）「看護業務基準」

・ゴードン・スザンヌ（2008）「なぜ看護師の数が患者にとっての問題なのか」『看護の危機 ─ 人間を守るための戦略』和泉成子監訳、早野真佐子訳、ライフサポート社：41-47

・厚生労働省（2015）「2015年12月18日 看護職員需給見通しに関する検討会 第2回議事録」
　　（2017）「医療と介護の連携に関する意見交換　第1回議事録」

・サドナウ・デヴィッド、岩田啓靖・志村哲郎・山田富秋訳（1992）『病院でつくられる死 ─「死」と「死につつあること」の社会学』せりか書房

・島薗進（2008）「死生学とは何か ─ 日本での形成過程を顧みて」島薗進・竹内整一編『死生学Ⅰ　死生学とは何か』東京大学出版会：9-30

・社会保障審議会（2017）「2017年3月22日　医療と介護の連携に関する意見交換、資料 ─ 2【テーマ1】看取り」5

・スミス・パム、武井麻子・前田泰樹訳（2007）『感情労働としての看護』ゆみる出版

・田尾雅夫・久保真人（2009）『バーンアウトの理論と実際 ─ 心理学的アプローチ』誠信書房

・鷹田佳典（2012）「悲しむ主体としての看護師 ─ 遺族ケアの手前で考えるべきこと」三井さよ・鈴木智之編『ケアのリアリティ ─ 境界を問いなおす』法政大学出版局：163-200

・武井麻子（2002）「感情労働と看護」『保健医療社会学論集』13（2）：7-13
　　（2004）『感情と看護 ─ 人とのかかわりを職業とすることの意味』医学書院
　　（2011）「医療従事者の傷つきと回復 ─ 医療と死をめぐって」『トラウマティック・ストレス』9（2）：65-71

・田中勝男・藤村恭子・山田純子（2016）「エンゼルケアに関する実態調査からの考察」『日本農村医学会雑誌』65（4）：879-883

・種村完司（2008）「脳死論議と日本人の身体観 ─ 日本人の身体観・身体思想（その一）」『鹿児島大学教育学部研究紀要』人文・社会科学編60：43-63

・チャンブリス・ダニエル・F、　浅野祐子訳（2007）『ケアの向こう側 ― 看護職が直面する道徳的・倫理的矛盾』日本看護協会出版会
・ニーメヤー・ロバート・A、鈴木剛子訳（2006）『〈大切なもの〉を失ったあなたに ― 喪失をのりこえるガイド』春秋社
・ニーメヤー・ロバート・A、山本佳世子訳（2009）「悲嘆という険しい道筋 ― 悲嘆と意味の再構築」カール・ベッカー編『愛する者の死とどう向き合うか ― 悲嘆の癒し』晃洋書房
・橳島次郎（2016）『これからの死に方 ― 葬送はどこまで自由か』平凡社
・ハーマン・ジュディス・L、中井久夫訳（2007）『心的外傷と回復』みすず書房
・平野裕子（2010）「死後の処置体験が新人看護師の死への態度に及ぼす影響 ― 初めての死後の処置時に抱いた思いに焦点をあてた一考察」『東洋英和大学院紀要』6：89-100
・福永憲子（2014）「現代社会における看取り文化の諸相 ― 医療従事者から見た病院死のフォークロアー」『鷹陵史学』40：119-150
・ベナー・パトリシア、井部俊子訳（2008）『ベナー看護論　新訳版 ― 初心者から達人へ』医学書院
・ホックシールド・A・R、石川准・室伏亜希訳（2009）『管理される心 ― 感情が商品になるとき』世界思想社
・山崎章郎（1991）『病院で死ぬということ』主婦の友社

お わ り に

　本書の物語は、タンタロスの苦悩から始まります。高い志を持って入職したにもかかわらず、効率優先の仕事と過度の書類に追われ、ステレオタイプの規範倫理の中で、自らが理想とする実践ができないと苦悩する専門職は多いのではないでしょうか。ケアについて語りたいと思っても、語ろうとすると、就業実態の現実からパラドックスに陥ってしまい、その気持ちは覆い隠され、匿名性の中へと埋没してしまうのです。しかし、本来、ケア現場は合理性を超えた、人間相互の関係性と豊かな感情に満ち溢れているのではないでしょうか。そんな想いから、本書は出来上がっています。

　研究会は、葛生栄二郎教授の「カントの定言命法の定式化」から始まりました。私たちは研究会を重ね、率直に語り合いました。そして、一つの果実にたどり着きました。功利主義的な価値観やリベラルな倫理論の背後にある「語りたいが、語れないもの、排除されがちだが、大切なこと」を真に語り合おうということになったのです。いつしか、この研究会は「モラル・エコロジー研究会」（道徳環境）と命名されました。

　しかし、約2年が過ぎたころ、葛生教授の召天により、その時間は終わりを告げることになります。召天される2か月前まで研究会に参加し、直前までベッド上で原稿の指導をしてくださいました。「神の爲したまふところは皆その時に適ひて美麗しかり」（コヘレトの言葉3章11節）、教授の愛唱聖句です。神が最もふさわしい時にもっとも良いことをしていると言われても、私たちには、なかなか受け容れられない現実でした。

　本書は当初、2018年の夏ごろに出版する予定でしたが、葛生教授というフロニモスを喪い、原稿の執筆が思うように進まず、今日に至ってしまいました。研究会の回数も減っていき、出版を諦めかけた時もありました。しか

し、共に学んだ同志で支え合い、力を合わせ、何とか出版に至ることができました。「はじめに」にも記しているように、本書は私たちの思いの丈を率直に語ったものであり、学術的に十分に完成されたものとは言えません。しかしながら、本書は、私たちの物語の始まりであり、今後も研究会を継続し、「モラル・エコロジー」を追求していきたいと考えています。

　何かのご縁で本書を手に取ってくださった、同じくタンタロスの苦悩の中にあるケア専門職の皆さまにとって、少しでも晴れやかな気持ちになり、気づきや励ましの書となれば幸いです。

　最後になりましたが、葛生栄二郎教授の功績を讃えつつ、神の御許での平安をお祈りいたします。

　2020年3月

　　　　　　　　　　　　　　　　　　　　モラル・エコロジー研究会

■著者略歴

葛生　栄二郎　（くずう　えいじろう）

ノートルダム清心女子大学名誉教授（序章担当）
専門：社会倫理学、法哲学

塩見　和子　（しおみ　かずこ）

新見公立大学健康科学部看護学科・大学院准教授（第1章担当）
専門：看護師、成人看護学

布元　義人　（ぬのもと　よしと）

浅口市社会福祉協議会権利擁護事業専門員（第2章担当）
専門：社会福祉士、介護福祉士

仁志田　訓司　（にしだ　くんじ）

広島県社会福祉協議会事業部長（社会福祉人材育成センター所長）（第3章担当）
広島国際大学医療福祉学部医療福祉学科非常勤講師
専門：社会福祉士、人材育成論、組織運営論

濱﨑　絵梨　（はまさき　えり）

ノートルダム清心女子大学人間生活学部人間生活学科講師（第4章担当）
専門：社会福祉士、介護福祉士、高齢者福祉学

海野　まゆこ　（うみの　まゆこ）

放送大学（第5章担当）
専門：看護師、医療システム論、看護文化論、死生学

ケアリング・ジレンマを超えて
― 徳倫理とモラル・エコロジー ―

2020 年 3 月 31 日　初版第 1 刷発行

- ■編　　者───モラル・エコロジー研究会
- ■発 行 者───佐藤　守
- ■発 行 所───株式会社 **大学教育出版**
  - 〒 700-0953　岡山市南区西市 855-4
  - 電話（086）244-1268　FAX（086）246-0294
- ■印刷製本───モリモト印刷 ㈱

ISBN978-4-86692-074-0